STATISTIQUE

DE LA

MÉDECINE HOMŒOPATHIQUE

Imprimerie de Gustave GRATIOT, 11, rue de la Monnaie.

STATISTIQUE

DE LA

MÉDECINE HOMŒOPATHIQUE

PAR

LE DOCTEUR CAMILLE CROSERIO

Ancien élève et répétiteur d'anatomie pratique du collége des provinces de Turin, Médecin de l'Ambassade de Sardaigne et de la Société Protestante de secours mutuels, ancien Médecin des Bureaux de Bienfaisance de la ville de Paris, ancien Président de l'ex-Société de Médecine Homœopathique adoptée par Hahnemann, membre de la Société Homœopathique gallicane, correspondant de l'Institut médical et de la Société Hahnemannienne de Madrid et de la Société Homœopathique de la Grande-Bretagne, membre honoraire de la Société Homœopathique de l'Irlande et de l'Institut Homœopathique du Brésil, etc., etc.

Et portæ inferi non prævalebunt adversùs eam.
ST. MATTH., ch. XVI, v. 18.

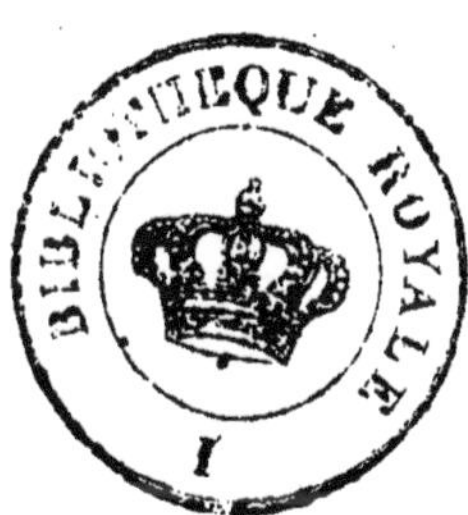

PARIS

CHEZ BAILLIÈRE, LIBRAIRE

RUE DE L'ÉCOLE DE MÉDECINE, 17

1848

AVANT-PROPOS.

Le FAIT domine le monde, et quoi qu'en dise la secte des philosophes sceptiques, les hommes et toutes les sciences humaines sont dominés par le FAIT. C'est par ce motif que depuis plusieurs années je m'occupe à rassembler les FAITS les plus authentiques relatifs à la médecine homœopathique, afin de répondre d'une manière péremptoire aux sceptiques, réels ou simulés, qui nient son existence, et de démontrer par le FAIT combien cette doctrine s'est étendue dans tous les pays civilisés, malgré l'opposition des préjugés, de l'égoïsme et de l'amour-propre. Ces documents prouvent que la plupart des gouvernements ont d'abord opposé la plus grande résistance à son introduction, à cause de sa nouveauté, et ont ensuite été déterminés par les résultats de l'application de cette doctrine à lui accorder toute liberté, et même leur protection.

La publication de cette statistique, que j'ai toujours retardée d'année en année pour la rendre plus complète, est devenue urgente par la loi que le gouvernement a présentée à la Chambre des Députés, déjà adoptée par la Chambre des Pairs, sur l'exercice de la médecine. Cette loi, par sa disposition draconienne contre la distribution même gratuite des médicaments par les médecins, suppose dans ses auteurs une ignorance complète de l'existence de la doctrine médicale nouvelle, pour laquelle la faculté aux médecins de distribuer les médicaments est une question de vie ou de mort. Les documents que j'ai l'honneur de soumettre au public feront toucher avec la main, aux législateurs, l'existence, et en même temps l'importance de cette doctrine qui marche à la conquête du monde par sa simplicité, et la haute philosophie de ses doctrines et la proportion de ses guérisons comparées à celles de la médecine des écoles régnantes; et alors, quoique bien tardivement (comme pour les chemins de fer et autres améliorations sociales importantes), il se décidera peut-être à faire étudier la question de l'homœopathie, comme l'ont déjà fait ceux de Naples, de Russie, de Prusse, etc., et lui accorder les conditions légales auxquelles elle a droit.

Cette statistique divisée en quatre parties contiendra : 1° les actes authentiques des gouvernements et des autorités constituées des différents pays relatifs à l'homœopathie; 2° les établissements publics pour la pratique, l'enseignement, et la propagation de l'homœopathie; 3° les noms et qualités des médecins, les pharmaciens homœopathes des diverses parties du monde; 4° les sociétés savantes, et les ouvrages périodiques qui s'occupent exclusivement d'homœopathie.

L'affection paternelle dont m'a honoré Hahnemann, pendant ses dernières années, me détermine à faire précéder les documents de sa gloire par un résumé des principaux traits de sa vie, si noble et si sainte. Un énoncé des nombreux écrits de son fondateur est un complément indispensable à la statistique de sa doctrine.

N'ayant pas eu d'autres sources que les ouvrages imprimés pour réunir les éléments de cette statistique (excepté de M. Neidhard, pour les États-Unis de l'Amérique, que je prie ici d'agréer mes remerciements), elle doit nécessairement être incomplète, surtout pour le nom des médecins et chirurgiens qui ont adopté l'homœopathie, puisque la plus grande partie des praticiens ne s'occupe pas de publications par la presse ; je prie instamment tous les amis de la science de vouloir bien me faire parvenir les additions et les rectifications qu'ils jugeront nécessaires pour compléter cette statistique, car ma devise a toujours été : LA VÉRITÉ.

C. CROSERIO,

Rue Bleue, 32.

NOTICE

SUR

LA VIE DE HAHNEMANN.

Samuel-Chrétien-Frédéric Hahnemann, docteur en médecine et en chirurgie et conseiller aulique, est né à Meissen en Saxe, le 10 avril 1755, de parents sans fortune : son père était peintre en porcelaine à la manufacture royale. Les succès du jeune Samuel dans les écoles élémentaires lui procurèrent l'enseignement gratuit dans les classes supérieures et l'affection de ses maîtres. A quatorze ans, il suppléait déjà ses professeurs dans l'enseignement du grec et de l'hébreu. A dix-neuf ans, il se rendit à Leipsick pour étudier la médecine : son goût pour cette science se montra de bonne heure, car, avant de quitter le collége, il lut publiquement une dissertation latine *sur la sagesse de Dieu dans la construction de la main de l'homme*, qui reçut beaucoup d'éloges.

A l'université de Leipsick, privé de ressources pécuniaires pour subvenir à son entretien, il passait deux nuits sur trois à traduire des ouvrages pour les libraires. Par ce travail et l'économie, il put se faire un petit pécule avec lequel, en 1776, il alla chercher à Vienne un enseignement plus étendu. Là il acquit bientôt l'estime de l'archiâtre impérial Quarion, qui souvent le chargeait, lui jeune étudiant étranger, de le remplacer dans la visite de ses malades à son hôpital et même en ville.

Après avoir épuisé ses petites économies, il se vit obligé d'accepter la place de médecin particulier auprès du baron de Bruchenthal, gouverneur de Transylvanie, à Hermanstadt, chez lequel il fut aussi chargé de la bibliothèque, et de classer une collection très riche de médailles. Dans cette ville, il commença à se livrer à la pratique civile.

En 1778, Hahnemann revint en Allemagne à l'université d'Erlangen, où il reçut le doctorat en médecine et en chirurgie, le 10 août de la même année.

En 1779, Hahnemann retourna en Saxe; il pratiqua successivement la médecine à Mansfeld, Dessau, Gomern, dont il obtint le physicat, et où il épousa *Henriette Kuhchler*, fille d'un pharmacien de cette ville, dont il eut ensuite neuf enfants, un fils et huit filles.

Ensuite, il alla encore à Dresde, où il avait l'amitié de plusieurs hommes distingués, entre autres du conseiller aulique Wagner, premier médecin de la ville, qui, pendant une longue maladie, le chargea de ses fonctions de médecin en chef des hôpitaux. Mais à mesure que sa pratique s'étendait, Hahnemann reconnaissait l'inanité des principes de la médecine; et en 1789, lorsqu'il retourna à Leipsick, il renonça entièrement à son exercice, abandonnant une carrière où il avait acquis l'aisance et la considération pour redevenir traducteur de librairie, aimant mieux s'exposer aux atteintes de la misère que de pratiquer un art contre la conviction de sa conscience. Dans ses heures de loisir, il cultivait la chimie, qui avait toujours été son étude favorite; ses succès dans cette science furent si grands, que l'Académie des sciences de Mayence et la Société économique de Leipsick l'appelèrent spontanément dans leur sein. C'est à cette époque qu'il découvrit les moyens de reconnaître l'empoisonnement par l'arsenic et la falsification du vin; la composition de la terre de Cassel, qui était encore un secret, et la préparation mercurielle qui a conservé son nom. En traduisant *la Matière médicale* de Cullen (Leipsick, 1790), il fut frappé des grandes vertus attribuées au *quinquina*. Pour s'en assurer, il voulut l'expérimenter sur lui-même : après quelques jours d'usage de la décoction de cette écorce, il ressentit un dérangement fébrile semblable à la fièvre des marais que le china guérit. Il jugea dès lors qu'il devait y avoir un rapport entre ces deux effets, et que probablement le second n'avait lieu que parce que le médicament avait la propriété de produire le premier, c'est-à-dire qu'un médicament, pour guérir cette maladie, devait avoir la propriété de produire des souffrances semblables sur l'homme sain. Frappé de cette idée, HAHNEMANN étudia les spécifiques les plus connus, tels que le *mercure*, et il remarqua que les mauvais effets produits par son usage intempestif ou en excès étaient tellement analogues à la maladie dont il est le spécifique (la siphylis), que le médecin ne pouvait souvent pas les distinguer : ces observations l'ont conduit à formuler la loi *similia similibus curantur* (1).

(1). Cette loi constitue la base de l'homœopathie, dont les principes sont, 1° toute maladie est le résultat d'un dérangement de la force vitale qui produit une altération dans les sensations, dans les fonctions ou dans les tissus des organes; 2° ces altérations ne peuvent être connues et appréciées par le médecin que par les effets qu'elles

En paix avec sa conscience par la découverte d'un guide rationnel pour obtenir la guérison des maladies, HAHNEMANN s'adonna de nouveau à la pratique de la médecine : ses premiers succès dans cette nouvelle voie, qui frappèrent le public, furent la guérison de différents aliénés dans l'hospice de Georgenthal ; mais la jalousie de ses confrères pour l'en éloigner invoqua les règlements qui défendent aux médecins de donner les médicaments, et HAHNEMANN, dont la conscience timorée ne permettait pas de donner à ses malades des médicaments dont il ne fût parfaitement sûr, c'est-à-dire qu'il n'eût pas préparés lui-même, se vit contraint d'abandonner cet hôpital. Il se rendit, en 1799, successivement à Brunswick et à Kœnigsbutter, toujours poursuivi par le même empêchement. A Hambourg, on lui opposa sa qualité d'étranger ; alors il retourna en Saxe ; là encore, à Eilcubourg et à Torgau, il fut poursuivi par les mêmes prohibitions. Enfin, en 1810, il revint à Leipsick : outre différents articles de journaux, que je rapporterai plus loin, sur les découvertes et sur les vices de l'ancienne médecine, HAHNEMANN avait publié, en 1805, trois ouvrages qui composaient un corps complet de doctrine : *la Médecine de l'Expérience*, *Esculape dans la balance* et *Fragments des Vertus des médica-*

produisent sur l'individu, qu'on appelle symptômes ; 3° le médicament qui peut produire sur l'homme sain des symptômes analogues à ceux d'une maladie est le meilleur moyen pour la guérir ; 4° on connaît seulement les vertus des médicaments en les expérimentant sur l'homme sain ; 5° ne donner qu'un seul médicament à la fois ; 6° administrer de très petites doses de médicaments toujours suffisantes pour êtres perçues par l'organisme malade ; 7° enfin éloigner du malade toutes les influences qui pourraient déranger l'action salutaire du médicament soit dans ses aliments que dans les autres agents hygiéniques.

ments. Cette année il les refondit en un seul, sous le titre de *Organon de l'art de guérir.*

Dès que HAHNEMANN eut reconnu la nécessité d'étudier les médicaments par leurs effets sur l'homme sain, il s'appliqua sans relâche à expérimenter sur lui-même et ses amis les substances les plus usitées en médecine, et, en 1811, il commençait déjà la publication des résultats de ces expériences sous le titre de *Matière médicale pure.*

En 1812, afin d'obtenir le droit de pratiquer la médecine à Leipsick, HAHNEMANN soutint devant l'Académie de cette ville une thèse : *Dissertatio historica medica de Helleborismo veterum.*

En 1813, le typhus ravageant les armées, HAHNEMANN fut appelé à soigner dans un hôpital de soldats russes cent quatre-vingt-trois malades, atteints de cette meurtrière épidémie; il les a TOUS guéris.

Le bruit de ces guérisons et l'originalité de ses écrits attirèrent autour de lui des jeunes médecins et des étudiants, pour entendre ses leçons publiques. Qui pourrait énumérer les émotions éprouvées par HAHNEMANN pendant ses onze années d'apostolat dans cette ville, les tracasseries et les persécutions suscitées par l'envie et l'égoïsme? Les uns, frappés de la grandeur des résultats obtenus par des moyens si imperceptibles, l'accusaient de sortilége; d'autres, moins superstitieux, le disaient possesseur d'une médecine occulte; mais les persécutions les plus actives lui venaient de l'envie de ses confrères; plusieurs fois ils avaient ameuté les étudiants contre lui, jusqu'à casser les vitres de sa modeste habitation. Toutes ces persécutions ne détournaient nullement son calme philosophique du but qu'il s'était fixé; le grand jour d'une ville considérable lui paraissait nécessaire pour faire apprécier sa découverte. Alors ses ennemis eurent recours aux moyens qui avaient déjà réussi à Brunswick et ailleurs pour l'éloigner ; ils lui firent défendre de donner ses médicaments. Cette mesure obtint l'effet désiré par ses auteurs ; et si un prince juste et ami des lumières, le duc Ferdinand de Anhalt Cœthen, ne l'eût couvert de son égide, en lui offrant une hospitalité honorable, HAHNEMANN allait renoncer de nouveau à la pratique de la médecine et retourner à ses travaux littéraires, plutôt que d'exposer sa doctrine à être ruinée par des médicaments d'une origine douteuse.

Grâce à cette protection, en 1821, HAHNEMANN obtint à Cœthen, avec le titre de conseiller intime, la liberté de distribuer gratuitement ses médicaments aux malades. De cette année date une nouvelle ère pour sa doctrine : une réunion de ses disciples s'applique à la répandre par la publication d'un ouvrage périodique, sous le titre de *Archives de l'homœopathie*, qui se continue encore. HAHNEMANN, dans le calme de sa petite ville, s'occupait de la guérison des malades qui lui arrivaient de toutes les parties de l'Europe. Déjà il avait soigné le prince de Schwerzenberg dans sa dernière maladie ; les Anglais, les Russes des plus hautes classes affluaient à Cœthen, et bientôt l'acte philanthropique du prince devint une source de richesses pour sa capitale.

Malgré les occupations de cette immense clientèle (car les malades qui ne pouvaient pas venir à Cœthen réclamaient ses soins par lettres), HAHNEMANN travaillait toujours au complément de sa doctrine, et, en 1828, il publia son *Traité des maladies chroniques*.

Resté veuf en 1817, avec neuf enfants, il se remaria, en 1835, avec mademoiselle MÉLANIE D'HERVILLY, jeune femme d'une grande instruction, dont le caractère élevé a su apprécier les qualités du noble vieillard, et par des soins incessants a répandu le bonheur sur les dernières années de sa vie.

Dans cette même année 1835, HAHNEMANN vint s'établir à Paris, où il a toujours été entouré d'une clientèle nombreuse, composée des classes les plus élevées, tant de nationaux que d'étrangers, et il y a terminé une sixième édition de son *Organon,* dans laquelle il a déposé les derniers enseignements de ses observations et de son expérience.

Le 2 juillet 1843, à cinq heures du matin, ayant conservé l'intégrité de tous ses sens, HAHNEMANN, calme et serein, après une maladie de deux mois et demi, a rendu son âme à Dieu, en le remerciant du bien qu'il en avait reçu, et donnant des marques de la plus touchante tendresse à toutes les personnes qui entouraient son lit.

HAHNEMANN était petit, sa tête était forte pour la proportion de son corps; mais la dignité avec laquelle il la portait, la noblesse de son maintien et de ses manières, faisaient disparaître cet inconvénient.

Sa figure était remarquablement belle, et l'expression si mobile, qu'il serait impossible de se figurer plus d'animation. Néanmoins, une douce et bienveillante sérénité, témoignage du calme de sa belle âme, dominait ordinairement dans sa physionomie qui pourtant, suivant les circonstances, pouvait passer subitement à la malice la plus singulière, ou à la plus angélique douceur.

Sa voix grave et douce devenait touchante jusqu'à produire l'attendrissement quand il plaignait les maux de l'humanité aggravés et prolongés par la routine et l'erreur. Il était caressant, recevait avec bonheur les plus légères marques d'amitié et les rendait avec délices. Occupé sans cesse des travaux les plus graves, il aimait pourtant le monde, les brillantes assemblées, le spectacle et surtout la musique, pour laquelle il avait un goût passionné.

L'oisiveté lui était insupportable, et il ne prenait que deux heures par jour de repos; c'est ainsi seulement que l'on peut concevoir les immenses travaux auxquels la vie d'un seul homme a pu suffire : ses études ont embrassé presque toutes les branches des connaissances humaines : très érudit dans sa langue maternelle, il connaissait l'hébreu, le grec, le latin, l'italien, le français, l'espagnol, les différents dialectes du Nord et l'anglais; il était un des premiers chimistes de son époque; il avait approfondi les différents systèmes de philosophie et tout ce qui a rapport à l'éthique et à la métaphysique, de manière qu'il qualifiait très sévèrement, et avec une grande précision, tous ces errements de la présomption humaine. La physique, l'histoire naturelle, l'économie domestique, la géographie, l'histoire, etc., avaient été étudiées avec soin par son esprit infatigable; aussi sa conversation était-elle toujours d'un attrait inexprimable; elle était facile, abondante, parfaitement adaptée aux sujets; son charme était tel, que ceux qui l'avaient entendue en étaient toujours subjugués, et s'ils n'étaient pas toujours convaincus sur ses doctrines, emportaient toujours une admiration, un respect et un attachement pour sa personne.

Les bornes de cette notice ne me permettant pas d'entrer dans de plus grands détails à l'égard de cet homme extraordinaire, je terminerai en disant que, honoré de son amitié, j'ai pu apprécier dans tous ses détails son caractère privé et ses vertus, aussi admirables que son immense génie.

OUVRAGES PUBLIÉS PAR HAHNEMANN.

Dissertatio inauguralis medica, conspectus adfectuum spasmodicorum ætiologicus et therapeuticus. Erlangæ, 1779.

Deux premières petites critiques des observations médicales du docteur Krebs, 1782.

Instructions pour guérir les anciennes playes et les ulcères putrides, avec un appendix sur le traitement le plus convenable pour guérir les fistules, les caries et gonflements des os, les cancers, les sarcomes et la phthisie pulmonaire. Leipsich, 1786.

Sur l'empoisonnement par l'arsenic, son traitement et les rapports judiciaires. Leipsich, 1788.

Sur les difficultés de préparer le sel minéral par la potasse et le sel de cuisine, 1787.

Dissertation sur le préjugé contre le charbon de terre, les améliorations dont ce combustible est susceptible, et son emploi au chauffage du jour, avec les deux Mémoires couronnés de Lenoir et Brun sur ce sujet, et trois planches en cuivre. Dresde, 1787.

Sur l'influence de quelques espèces de gaz sur la fermentation du vin, 1788.

Sur l'essay du vin par le fer et le plomb, 1788.

Sur un moyen extraordinairement puissant pour empêcher la putréfaction, 1788.

Sur la bile et les calculs biliaires, 1778.

Essays malheureux dans quelques découvertes nouvelles, 1789.

Lettre à L. Grell sur le Schwerspat, 1789.

Découverte d'un nouvel élément dans la mine de plomb, 1789.

Quelques mots sur le principe astringent des plantes, 1789.

Préparation exacte du mercure soluble, 1789.

Entretien pour les chirurgiens sur les maladies vénériennes, avec une nouvelle préparation mercurielle, 1789.

Exposition complète de la manière de préparer le mercure soluble, 1790.

Insolubilité de quelques métaux et de leur oxyde dans l'esprit caustique de sel ammoniac, 1791.

Moyen de prévenir la salivation et les autres effets nuisibles du mercure, 1791.

Dissertation sur les épreuves du vin, 1792.

Sur la préparation du sel de Glauber, d'après la méthode de Ballen, 1692.

L'ami de la santé, 1792, 2 vol.

Apotheker lexicon, dictionnaire des apothicaires de A. R., 1793-5, 2 vol.

Quelques mots sur l'essai du vin de Hahnemann et celui du Wurtemberg, 1793.

Préparation du jaune de Cassel, 1794.

Sur l'essai du vin de Hahnemann et le nouveau *probatorium fortior*, 1794.

Sur la satisfaction de nos besoins animaux, 1795.

Socrate et le Phédon, discours, 1795.

Une chambre d'enfants, 1795.

Sur le choix d'un médecin de la maison, 1795.

Manuel des mères, 1796.

Sur un nouveau principe pour trouver les vertus médicamenteuses des médicaments, avec un coup d'œil sur ceux suivis jusqu'à ce jour, 1796, dans le journal de Huffeland.

Traits pour la peinture de Klockenbring pendant sa folie, 1776.

Les obstacles à la certitude et à la simplicité de la médecine pratique sont-ils invincibles? 1797, dans le même journal.

Une colycodonie guérie subitement, 1797.

Antidotes contre quelques substances végétales héroïques, 1798.

Un avant-propos à la matière médicale, ou recueil de recettes choisies, 1800.

Remarques détachées sur les éléments de médecine de Brown, 1801.

Coup d'œil sur l'urbanité médicale envers les confrères dans le commencement du nouveau siècle, 1801.

Sur la force des petites doses des médicaments en général, et de Belladonna en particulier. Lettre à Huffeland, 1801.

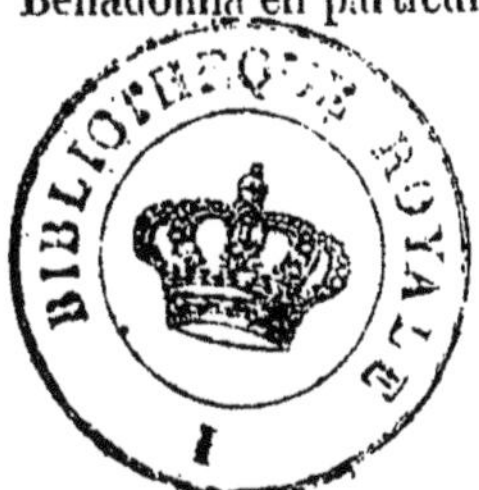

Guérison de la fièvre scarlatine. Gotha, 1801.

Pensées à l'occasion d'un moyen recommandé contre la morsure des chiens enragés, 1803.

Le café selon ses effets. Leipsick, 1803.

Lettre à Huffeland, 1803.

Esculape dans la balance, 1805.

Fragmenta de viribus medicamentorum, 1805.

Médecine de l'expérience, 1805.

Remarques sur un surrogat du quinquina et sur les surrogats en général, 1806.

Sur les surrogats des médicaments exotiques, sur l'excès dans lequel est tombée récemment l'université de Vienne en considérant ceux-ci comme inutiles, 1808.

Sur le mérite des systèmes médicaux comparés surtout à la pratique qui en découle, 1808.

Extrait d'une lettre adressée à un médecin de haut rang sur la nécessité très urgente de la réforme de la médecine, 1808.

Remarques sur la fièvre scarlatine, 1808.

Enseignement sur la fièvre régnante, 1809.

Monita sur les trois méthodes usuelles de guérir, 1809.

A un candidat au doctorat en médecine, 1809.

Caractères actuels de la médecine ordinaire, 1809.

Organon de la médecine rationnelle, 1810. 5 éditions.

Dissertatio historica medica de helleborisno veterum, 1812.

Matière médicale pure, 1811-21, 6 vol., 3 éditions.

L'alloopathie, un mot d'avertissement aux malades de toute espèce, 1831.

Manière de guérir la fièvre nerveuse, ou des hôpitaux, qui règne actuellement, 1814.

Enseignement sur la maladie vénérienne, et son mauvais traitement actuel, 1816.

Sur la guérison des brûlures, 1816.

Sur l'inhumanité à l'égard des suicides, 1819.

Conseil médical dans le pourpre, 1821.

Sur la préparation et la distribution des médicaments, par les médecins homœopathes eux-mêmes (trois mémoires en 1820).

Avis aux chercheurs de la vérité, 1825.

Esprit de la médecine homœopathique, 1813.

Indication des sources de la matière médicale ordinaire, 1817.

L'observateur médical, fragment, 1825.

Comment des petites doses de médicaments si atténuées, comme l'homœopathie les prescrit, peuvent encore avoir des forces, et de grandes forces, 1827.

Les maladies chroniques, leur nature particulière et leur guérison homœopathique. 5 vol. 1828-38, 2 éditions.

Traductions allemandes de différentes langues, en partie avec des additions et des notes de Hahnemann.

Recherches et observations physiologiques, par John Stedtmann, traduit de l'anglais, avec des tables, 1777.

Recherches sur l'hydrophobie de Nugent, de l'anglais, 1777.

Recherches sur les eaux minérales et les bains chauds de W. Falconer, tr. de l'anglais, 2 v., 1777.

Médecine nouvelle de Ball, 2 v. tr. de l'anglais, 1777 et 80.

Le préparateur en grand, ou l'art de préparer les produits chimiques en fabrique, par Demachy, en trois parties, avec des remarques du D. Struver, et un appendice de quelques observations de Wiegleb, Ph., tr. du français, avec des notes, 2 vol., 1789.

Le fabricant de liqueurs, de Demachy et Dubuisson, avec quelques notes de Struve, tr. du français, avec des additions, 2 vol., 1785.

L'art de faire le vinaigre, par Demachy, avec quelques notes de Struve, tr. du français avec des additions, et un appendice, 1787.

Les caractères de la bonté et de la falsification des médicaments, par V. der Saude, pharmacien à Bruxelles, et S. Hahnemann, 1787.

Histoire de Abélard et Héloïse, avec les lettres véritables, d'après l'édition d'Amboise, 1789.

Recherches sur la nature et le traitement de la phthisie pulmonaire, par M. Ryan D. M., avec quelques remarques sur un nouvel écrit de Reid sur ce sujet, trad. de l'anglais, 1790.

L'art et les principes rationnels de préparer le vin, par A. Jabrony. Mémoire couronné, tr. de l'italien, avec des notes, 1790.

Règles des précautions pour le sexe féminin, surtout pendant la grossesse et les couches, avec des conseils sur les soins médicaux des enfants dans leur premier âge, par J. Grigg., tr. de l'anglais, 1791.

Annales d'agriculture d'Arthur Young, tr. de l'anglais, 2 vol., 1790.

Traité de matière médicale de Cullen, tr. de l'anglais, avec des notes, 2 v., 1790.

Matière médicale chimico-pharmaceutique de Monro, tr. de l'anglais, avec des notes, 2 vol., 1791.

Sur l'air pur et les gaz analogues, par Delametrie, tr. du français, 1791, 2 vol.

Remarques chimiques sur le sucre, par Pringby, tr. de l'anglais, avec des notes, 1791, 2 vol.

Remarques pratiques sur les rétrécissements de l'urètre, par Hunter, tr. de l'anglais, 1800.

Trésor de médecine, ou recueil de recettes choisies, tr. de l'anglais, 1800.

Matière médicale de Albert de Haller, trad. du latin, 1800.

STATISTIQUE

DE LA

MÉDECINE HOMŒOPATHIQUE.

PREMIÈRE PARTIE.

ACTES DES GOUVERNEMENTS ET AUTORITÉS CONSTITUÉES RELATIFS A LA MÉDECINE HOMŒOPATHIQUE.

ALLEMAGNE.

PRUSSE. — La loyauté allemande a été une sauvegarde contre l'oppression que la réforme médicale aurait pu éprouver par l'organisation d'une hiérarchie despotique de la médecine dans ces contrées : en Prusse surtout l'estime que le protomedicus Huffeland portait au savoir et aux vertus de HAHNEMANN a rendu la persécution contre l'homœopathie très peu active; cependant elle n'a pas pu empêcher les poursuites des tribunaux médicaux des provinces contre des médecins homœopathes pour avoir donné des médicaments aux malades; mais les tribunaux supérieurs en ont toujours suspendu l'exécution jusqu'à ce qu'enfin le roi ait étendu sa protection toute-puissante sur l'homœopathie, en accordant aux médecins la faculté de préparer et distribuer gratuitement leurs médicaments, et décréter les fonds nécessaires pour l'érection et l'entretien d'un hôpital pour faire étudier cette doctrine, etc.

1831. — Nomination du docteur Æégidi, médecin ordinaire de S. A. R. la princesse Wilhelmine de Prusse, avec autorisation du Gouvernement, de préparer et distribuer les médicaments homœopathiques à ses malades.

1831, le 19 février. — Ordre du cabinet qui déclare la pratique de l'homœopathie, soumise aux lois, et règlements de la médecine ordinaire.

1834, le 24 mars. — Signification du bourguemestre de Magdebourg Francke au docteur Rummel, de l'injonction du département de l'Intérieur Ruel du 15 mars, de solder à la caisse de l'État l'amende de 10 thalers à laquelle il a été condamné pour avoir donné des médicaments au peintre J. Reboff.

1835, le 22 juin. — Lettre du Ministre de l'instruction publique à la régence de Liegnitz pour qu'elle enjoigne au docteur Muller de se soumettre à l'instruction du 24 février 1834, qui refuse aux médecins homéopathes toute exemption aux lois sur l'exercice de la médecine.

1836. — Ordre *brevi mani* du roi, qui autorise le docteur Schweickert, ancien directeur de l'hôpital homœopathique-clinique de Leipsick, à exercer la médecine dans les États prussiens, et à Breslau en particulier, sans remplir les formalités nécessaires à un médecin étranger.

1841, le 16 août. — *Arrêté ministériel.* S. M., par un rescrit du cabinet, a accordé la somme de 602 thalers pour l'érection, et 978 thalers annuels pendant trois ans sur les fonds de l'État pour l'entretien d'un hôpital de douze lits, moitié pour les hommes et moitié pour les femmes pour être traités homœopathiquement.

En outre, il est permis d'étendre le nombre de lits au-delà de douze, autant que les fonds le permettront, soit aussi par la transmission d'une portion des malades pauvres par l'administration des pauvres de la ville de Berlin, pour lesquels la commune de cette ville fait les frais de traitement et d'entretien dans l'hôpital de la Charité.

Cette autorisation cependant d'établir ces douze lits et les sommes nécessaires à leur entretien, ne seront accordées qu'aux conditions suivantes :

1° La disposition des douze lits érigés et entretenus aux frais de l'État est laissée au ministre soussigné, de manière que chaque malade qui veut avoir une de ces places vacantes doit en faire la demande à une commission que le ministre nommera, comme cela se pratique pour la réception des malades dans la Charité.

2° Le traitement des malades dans tout l'hôpital est confié exclusivement à un médecin homœopathe qui devra cependant avoir une nomination particulière, et son installation par le ministre.

3° Le médecin curant est obligé de faire publiquement des leçons cliniques auxquelles les étudiants de l'Université seront admis sous les mêmes conditions qu'à l'Institut clinique.

4° Les ordonnances de police médicale et sanitaire établies pour les autres hôpitaux publics de la ville sont aussi valables dans toute leur étendue pour l'hôpital précité.

5° L'érection d'une pharmacie homœopathique, et

d'un dispensaire, et leur administration est soumise aux ordonnances qui seront prises ultérieurement sur la distribution des médicaments homœopathiques.

Le ministre engage les médecins homœopathes de Berlin de lui envoyer le plus promptement possible leurs plans pour l'érection de l'hôpital, ainsi que le choix du médecin directeur, et un projet de règlement pour recevoir son approbation. Berlin, 10 septembre 1841.

Signé, le ministre des affaires ecclésiastiques et de l'instruction publique,

D'EICHBORN.

1842. — *Extaait d'une lettre autographe de S. M.* LE ROI DE PRUSSE *au docteur Marenzeller de Vienne*, médecin en chef de l'armée autrichienne.

« Je vous suis très obligé de la recommandation que vous m'avez faite par votre lettre d'accorder ma protection à la médecine homœopathique; une telle recommandation, faite par un homme qui, comme vous, a pratiqué avec succès cette doctrine pendant presque un âge d'homme, est d'un grand intérêt ; j'accorderai à cette doctrine médicale tout l'appui nécessaire à son libre développement. » Potsdam, le 3 janvier 1842.

1843, 13 juillet. — *Ordre du cabinet sur l'autorisation aux médecins gradués de distribuer les médicaments d'après les principes homœopathiques.*

« J'ai approuvé, sur votre proposition du 20 du mois dernier, le règlement ci-joint sur l'autorisation aux médecins de distribuer les médicaments préparés d'après les principes homœopathiques, et je vous autorise, par le présent ordre, de le porter à la connaissance du public dans le recueil des lois. » Sans-Souci, le 11 juillet 1843.

Signé FRÉDÉRICH GUILLAUME.

Aux ministres d'État Muller, Eichborn, et comte d'Arnim. Suit le règlement en douze articles, signé des trois ministres.

1843, 11 juillet. — *Ordre du cabinet adressé au baron de Boeninnghaufen, docteur en droit, directeur du cadastre, etc.* — « Eu égard aux témoignages favorables que nous avons reçus sur vous, Sa Majesté Royale vous accorde que dorénavant, si des malades, par une confiance en votre personne, s'adressaient à vous pour une consultation homœopathique, et pour obtenir des médicaments homœopathiques, afin que le défaut de titre légal ne soit pas un empêchement, il vous est accordé l'autorisation d'exercer librement l'homœopathie. »

Signés MULLER, EICHBORN, comte D'ARNIM.

1844. — *Sur la libre distribution des médicaments par les médecins homœopathes en Prusse.* — « Par le règlement du 20 juin, en exécution de l'ordre suprême de S. M. le roi de Prusse, je suis autorisé à donner aux médecins approuvés la permission de donner eux-mêmes les médicaments préparés d'après les principes homœopathiques; mais cette permission, par le § III, est liée à un examen. Pour faciliter ce dernier aux candidats, j'ai établi, outre la commission d'examen de Berlin, des commissions particulières dans les provinces du royaume, dans lesquelles l'homœopathie est répandue (à Breslau et Magdebourg). J'ai fourni ces commissions d'instructions particulières sur la forme d'examen, lequel doit rouler sur la PHARMACOLOGIE employée dans la médecine homœopathique.

« Par une disposition suprême postérieure, eu égard à la difficulté pour des médecins qui pratiquent depuis longues années, de se soumettre à un examen, j'ai été autorisé à dispenser de ces examens, sons certaines conditions, les homœopathes reconnus. Ainsi cette exception aura lieu pour les médecins gradués qui se seront signalés par des écrits sur l'homœopathie, ou qui auront pratiqué cette médecine d'une manière ostensible depuis cinq ans, à dater du 20 mai de cette année, époque de cette détermination suprême. Tous les autres médecins adonnés à l'homœopathie, il faut, ou qu'ils se soumettent à l'examen, ou qu'ils s'abstiennent de donner eux-mêmes les médicaments.

« Je recommande aux régences royales d'informer les médecins de leurs départements, par les feuilles officielles, pour que ceux qui se trouvent dans la catégorie d'être soumis à l'examen m'envoient leur demande, afin que je leur désigne, selon leurs désirs, le lieu et l'époque de l'examen, et que tous ceux qui se trouvent dans l'une ou dans les deux catégories désignées, et désirent être exemptés de l'examen, envoient un certificat du fiscal du cercle sur la longueur de temps de leur pratique homœopathique, ou un exemplaire de leurs ouvrages, pour demander une permission. Dans les deux cas, les demandes doivent m'être adressées par la régence royale.

« Les candidats qui dorénavant, après avoir terminé leurs études, voudront aussi obtenir cette autorisation doivent en faire la demande de la même manière que pour celle des examens de ville. » Berlin, le 23 septembre 1819.

Le ministre des cultes, de la justice et de l'instruction publique,

Signé Eichborn.

Une commission, en exécution du décret ci-dessus, a été nommée à Berlin, dont le docteur Gross de Juterbock a fait partie, qui est entrée en fonctions, le 17 janvier de cette année, pour l'examen du docteur Kieinschmidt de Freienwalde, et, le 27 mai, pour celui des docteurs Kaisser de Kuerfurt et Rentzch de Muhlhausen.

Une semblable commission a été formée à Magdebourg, dont le docteur Rümmel faisait partie, qui a procédé à l'examen des docteurs Rosc de Herford, Teichmann de Wittemberg et Steus de Bonn.

1846. — *Ordre ministériel.* — Sur la demande pour l'autorisation d'ériger une pharmacie homœopathique à Berlin, cette concession ne pourrait être accordée que par la nécessité d'un changement dans la loi pour faciliter la médecine homœopathique; dans ce moment elle est d'autant moins nécessaire que, pour les médecins homœopathes qui croient la préparation des médicaments homœopathiques et des allopathiques impossible réunie dans une même officine, il leur est donné une satisfaction suffisante dans la loi sur la libre dispensation des médicaments, du 20 juin 1843; et la concession de pharmacies particulières pour la préparation de médicaments homœopathiques est du moins un double emploi, et par conséquent superflu, si par cette mesure on ne veut pas être injuste envers les autres pharmacies et l'autre médecine. Berlin, le 27 juillet 1846.

Le ministre des cultes et des affaires médicales,

Signé Eichborn.

Royaume de Saxe. — Les deux chambres, dans leurs sessions de 1839 et de 1840, après une longue discussion qui a duré chaque année plusieurs séances, ont arrêté que 300 écus par an. seraient alloués par les caisses de l'État pour l'entretien de l'hôpital clinique homœopathique de Leipsick.

Le prince Henry de Saxe a nommé le docteur Schewartze, homœopathe, son médecin ordinaire. Confirmation de cette nomination par le roi en 1841.

Ville de Leipsick. — Le sénat, par son arrêté du 10 septembre 1832, autorise l'érection d'un hôpital homœopathique dans la ville.

1833, le 2 novembre. — Jugement du conseiller d'État Hochweiser qui condamne le docteur Haubold, de Leipsick, à 10 th. d'amende, pour avoir distribué des médicaments homœopathiques.

MEISSEN. — Nous, bourguemestre et conseiller de la ville royale de Saxe, de Meissen, attestons par ces présentes et faisons savoir que le docteur SAMUEL HAHNEMANN, membre de plusieurs sociétés savantes, etc., en reconnaissance de ses services infinis rendus au bien de l'humanité, a reçu le *droit de bourgeoisie d'honneur* de Meissen, comme souvenir de cette ville, sa ville natale, à l'occasion du quatre-vingt-sixième anniversaire de sa naissance; et j'ai délivré le présent diplôme de bourgeoisie, muni du cachet du conseil. Meissen, le 20 février 1841.

Signé le conseiller de ville,
HUGO JZSHUCKE, bourguemestre.

Ce diplôme a été remis par S. E. le chargé d'affaires de Saxe personnellement au docteur HAHNEMANN, le 10 avril 1841, en son hôtel à Paris.

HANOVRE. 1845, le 1er mai. — Proposition par le conseiller de justice Luntzel aux États de Hanôvre, pour que le gouvernement érige une chaire d'homœopathie, et que cette doctrine soit délivrée des entraves du monopole des pharmaciens. Cette proposition était l'expression d'une pétition signée par 500 habitants de Hildesheim présentée aux États.

Duché de Anhalt. — Arrêté du 10 août 1829, qui nomme Hahnemann conseiller privé.

Lettre autographe de S. A. le duc *à* S. Hahnemann : — « Mon cher conseiller aulique Hahnemann, je suis heureux de pouvoir vous complimenter sur votre jubilé semi-séculaire de votre doctorat. Par la découverte et la fondation de la médecine homœopathique répandue actuellement déjà dans toutes les parties du monde, vous avez rendu un si grand service à l'humanité que je me joins volontiers à vos admirateurs qui se sont réunis aujourd'hui pour vous payer leur dette de gratitude. Comme chef de l'État, je me sens, en outre, doublement obligé de vous exprimer ma plus vive reconnaissance pour les biens si grands que moi et mon pays avons retirés de votre pratique médicale. Recevez donc mes vœux les plus sincères. Je vous prie d'accepter en même temps cette tabatière ornée de mon chiffre en brillants, comme un souvenir de ce jour et comme une faible preuve de ma souveraine satisfaction et de l'estime de vos services, etc. » Cœthen, 10 août 1829.

Signé Ferdinand, duc de Anhalt.

Lettre de S. A. la duchesse de Anhalt : — « Très honoré conseiller aulique, je ne veux pas manquer de vous apporter aussi mes vœux les plus sincères aujourd'hui pour votre jubilé semi-séculaire. Vous avez actuellement atteint le but glorieux auquel ont tendu tant d'années remplies de travaux utiles, vous voyez mûris les fruits les plus admirables de vos efforts par la grande extension de votre doctrine, l'homœopathie, si estimable et si bienfaisante pour l'humanité. Puissiez-vous jouir longtemps et sans trouble de ce noble bonheur, et être persuadé que j'y prendrai toujours l'intérêt le plus vif. Acceptez en même temps le souvenir ci-joint, comme une marque de ma reconnaissance, et les assurances répétées de mon estime particulière et de mon affectueuse amitié. » Cœthen, le 10 août 1829.

Signé Julie, duchesse de Anhalt.

1845, mars. — Arrêté de S. A. qui destine une place publique de Cœthen pour l'érection de la statue en bronze de Hahnemann, et qui permet, dans ses États, la formation d'un comité pour concourir à cette souscription.

Duché de Saxe Meiningen. — 1834, le 21 octobre. — Édit ducal. « Nous avons pris en considération les progrès continuels de la nouvelle méthode curative, connue sous le nom d'homœopathie, et nous ne voulons pas qu'une doctrine médicale quelconque, basée sur la science et l'expérience, et exercée par des médecins en titres, soit gênée dans son développement ultérieur par des empêchements dans son exercice; par conséquent nous avons arrêté que :

« Les médecins seront autorisés à préparer et distribuer eux-mêmes les médicaments homœopathiques gratuitement à leurs malades, etc. »

1840. — Nomination du docteur Stapf, médecin de S. A., de chevalier de l'ordre du Lion.

Grand-Duché de Weimar. — *Manifeste.* — Charles-

Frederich, par la grâce de Dieu, grand duc de Saxe-Weimar, Eisenach, etc. Ayant été reconnu par une commission composée d'hommes compétents formée par notre ordre, que, dans les pharmacies ordinaires, certaines préparations médicamenteuses ne peuvent pas être faites exactement d'après les nécessités indispensables de la médecine homœopathique, et que, par ce motif, les lois actuelles sur la préparation et la distribution des médicaments exigent un changement : en prenant en considération les demandes de nos fidèles États sur ce sujet, nous ordonnons ce qui suit :

§ I. Notre ministre de l'intérieur est autorisé à exempter de la défense prononcée par le § 26 de l'ordonnance sur la médecine, du 11 janvier 1824, de distribuer eux-mêmes les médicaments, les médecins et chirurgiens qui ont le droit de prescrire des médicaments à l'intérieur, pour la préparation et la distribution des 3e, 4e, etc., triturations des médicaments homœopathiques solides, ainsi que pour celle des 2e, 3e, etc., dilutions de ceux liquides.

Les médecins, ainsi exemptés, ne doivent pas non plus être obligés à tirer les substances nécessaires à ces préparations (les teintures mères, ou les triturations ou dilutions plus basses) d'une pharmacie ordinaire.

§ II. La distribution autorisée de ces médicaments aura cependant lieu seulement, sans aucune exception, à leurs propres malades, et tout à fait gratuitement.

§ III. Tout médecin qui voudra obtenir la faculté de dispenser ses médicaments devra la demander personnellement.

Cette autorisation exigera la preuve des connaissances nécessaires moyennant un examen particulier. Aucun demandeur ne sera exempté de cet examen s'il n'a pas exercé la médecine homœopathique au moins pendant cinq ans avant la date de la présente ordonnance.

§ IV. L'autorisation de la libre dispensation des médicaments sera révocable.

§ V. Les médecins, autorisés à la libre dispensation par le § 1er de cette ordonnance, qui auront enfreint les lois de la pharmacie avec des médicaments alloopathiques seront punis, en outre, par le retrait de l'autorisation.

Nous avons signé de notre propre main, et apposé le sceau du Grand-Duché.

Fait et donné le 4 septembre 1846.

Signé Carl. Frederich.

Duché de Bade. — La deuxième chambre des États a voté à l'unanimité, dans la session de 1838, une adresse au gouvernement pour qu'il établît une chaire d'homœopathie dans chaque université, et qu'aucun candidat ne fût autorisé à exercer la médecine s'il n'avait donné des preuves d'être également instruit en homœopathie qu'en olloopathie, et pour que les médecins homœopathes fussent autorisés à préparer et distribuer leurs médicaments.

Le même vote a été renouvelé dans la session de 1840.

Duché de Brunswick, le 29 octobre 1839. — S. A. le duc a nommé le docteur Muhlenbein, médecin homœopathe, son conseiller privé *en récompense des services rendus à ses sujets.*

1842, le 25 mars. — Rescrit du ministre de l'État, qui arrête : « Que lorsqu'un médecin, se proposant de pratiquer l'homœopathie, subirait son examen d'*exerceat*, un médecin homœopathe serait adjoint aux examinateurs pour interroger le candidat sur les parties de la médecine qui diffèrent de l'allopathie.

Le docteur Fielitz est chargé de cet examen.

Royaume de Wurtemberg, 1829. — Ordre du gouvernement qui défend aux médecins la préparation et la distribution des médicaments homœopathiques dans la pratique privée, et l'application de l'homœopathie dans les hôpitaux publics.

1831, 2 mars. — Rescrit de S. M. « Après avoir entendu le collége royal suprême de médecine de Stuttgard, les médecins sont autorisés à préparer les médicaments homœopathiques, et à les dispenser à leurs malades (nonobstant les lois en vigueur sur la pharmacie), et la défense d'appliquer l'homœopathie dans les hôpitaux publics et dans la maison des Orphelins est révoquée. »

Bavière. — L'homœopathie a subi dans le royaume de Bavière toutes les vicissitudes qu'on pouvait attendre du souverain qui a fait de la lorette Lola Montès une comtesse de Lansfeld, en plein dix-neuvième siècle.

1833. — Les deux chambres des États ont demandé par une adresse commune au gouvernement :

1° Qu'il soit permis aux médecins de donner gratuitement les médicaments homœopathiques aux malades.

2° Que dans le cas où les médecins homœopathes croiraient devoir confier la préparation et la distribution des médicaments à des pharmaciens, il soit établi une taxe équitable pour la vente des nouveaux médicaments.

1834, le 3 novembre. — « Par ordre de S. M. le roi, la direction royale de la police fera restituer au docteur Roth les médicaments qui lui ont été saisis en vertu des lois antérieures sur la pharmacie, lesquelles ne sont pas applicables à la distribution des médicaments homœopathiques.

La régence royale des cercles veillera sérieusement à ce :

1° Que la distribution gratuite des médicaments, non défendue par aucune ordonnance, ne dégénère pas en vente, nullement permise, de ces médicaments ;

2° Que le docteur Roth et tous les autres médecins homœopathes tiennent un journal régulier sur la distribution de leurs médicaments. »

Le ministre de l'intérieur.

1836, le 4 janvier. « Décret ministériel qui défend l'emploi des procédés de la médecine homœopathique dans les décisions des magistratures médicales, ni dans les cas de médecine légale devant les tribunaux ; parce que l'application de ce jeune système encore problématique ne peut avoir lieu dans ces cas. »

1837. — Proposition aux chambres pour allocation au budget de 4000 francs annuels pour l'entretien de l'hôpital homœopathique.

1842, le 21 mars. — Décret qui défend de pratiquer l'homœopathie dans les hôpitaux, et autres établissements publics de charité.

1842, le 30 juin. — Édit ministériel pour la visite légale des pharmacies homœopathiques.

1843. — Dans la trentième séance de la chambre haute un membre a fait la proposition : « *Que le gouver-*

nement royal devait accorder le plus grand appui possible à la médecine homœopathique. »

Cette proposition, discutée pendant deux séances, amendée par le président, en ce *que le gouvernement doive accorder un appui égal à l'homœopathie à celui qu'il a accordé jusqu'à présent à l'allopathie*, a été approuvée par treize voix contre neuf.

Dans la deuxième chambre, dans la quatre-vingt-septième séance sur cette proposition, son président, le comte Seinsheim, a rapporté, à son appui, que sur les cholériques traités allopathiquement à Munich : à l'hôpital d'essai, sur 42, il en est mort 40; à l'hôpital général, sur 320, il en est mort 149; dans la ville, sur 1808, il en est mort 893; à l'hôpital militaire, sur 129, il en est mort 52; pendant que sous le traitement homœopathique du conseiller et professeur Reubell, sur 30, il n'y a pas eu de mort; sous celui du docteur Widemann, sur 90, il en est mort 2; et dans l'hôpital homœopathique, sur 8, il n'y a pas eu de mort; à Vienne, sur 430, il en est mort 23. Après une longue discussion, la chambre a adopté la proposition de la chambre haute.

Autriche. — Ce gouvernement si rétrograde, si barbare en politique et si libéral en ce qui peut regarder le bien-être matériel du peuple, a été le premier à s'occuper activement de l'homœopathie. Très hostile d'abord lorsqu'il était aveuglé par les préjugés et les préventions du protomédicat, poussé ensuite par les vœux des peuples, il l'a fait étudier, et après en avoir permis l'exercice, il a fini par lui accorder toutes les facultés nécessaires à son existence ; aussi est-ce le pays où l'homœopathie est le plus développée; tous les médecins et chirurgiens de l'armée, à peu d'exceptions près, sont homœopathes, et bientôt l'enseignement public ne pourra plus s'en tenir étranger.

1819, le 29 novembre. — « Arrêté de la haute chancellerie qui ordonne que la méthode curative du docteur Hahnemann soit généralement et sévèrement défendue dans les États. »

1828. — Arrêté impérial, qui ordonne l'expérimentation de l'homœopathie dans une salle de l'hôpital militaire de Vienne.

Le 8 mars. — Arrêté ministériel : « S. M. impériale, par son arrêté suprême du 6 de ce mois, a bien voulu révoquer la défense portée par le décret du 29 novembre 1819; en conséquence, les connaissances des districts le considéreront comme non avenu; la pratique de l'homœopathie restant soumise aux lois sur la médecine. »

Hongrie. — Dans leurs séances du mois de septembre 1844, *les deux chambres des États de Hongrie* accueillirent, presque à l'unanimité, d'après les instructions expresses insérées dans les cahiers des délégués des comités à la diète, la pétition des médecins homœopathes de Hongrie : de demander au gouvernement l'établissement d'une chaire et d'un hôpital homœopathique dans la capitale de la Hongrie, et le 9 octobre suivant la diète a transmis ce vœu à S. M. l'empereur; et le 24 du même mois il parut le rescrit impérial suivant :

N° 18329, 1781, 44.

« Sacræ Cesarcæ, et Regio apostolicæ Majestatis, Domini Domini clementissimi nomine serenissimo Archiduci, Reverendissimis, Reverendis, honorabilibus, spectabilibus, ac magnificis, magnificis item Egregiis; et nobilibus, nec non prudentibus, et circumspectis inclyti regni Hongariæ, et partium eidem adueratum, dominis statibus, et ordinibus, qui vel in persona, vel etiam ablegationis munere fungentes, nomine principalium suorum pro præsenti generali diæta regni, per altefatam suam majestatem C. R. clementissime indicta congregati sunt, benigne intimandum : objecto erigendæ in regia scientiarum Universitate pestiensi cathedram studii homœopathici cujus intuitu DD. SS. et OO. suam ddto 9 octob. 1844, substraverant repræsentationem actu jam sub pertractationibus constituto; altefatam S. M. S. quod ratio commodi, valetudinisque publici poscit, clementer dispodituram esse. In reliquo sumnefata S. M. C. A. apostolica iisdem DD. SS. et OO. regni gratia sua C. R. clementissime ac jugiter propensa manet. » Per sac. C. R. A. M. Viennæ die 24 mensis oct. 1844.

LADISLAUS SZOGGENY, mp.

1846, le 5 décembre. — Rescrit impérial : « Les ordonnances en vigueur contre l'exercice abusif de la médecine et de la chirurgie, et, en général, contre l'ignorance médicale, sont aussi applicables aux cas de traitement par la méthode homœopathique.

Les teintures mères et les préparations primitives (radicales), nécessaires pour cette méthode de traitement, doivent toujours être tirées des pharmacies. Ces médicaments peuvent ensuite être dilutionnés (dynamisés) ou allongés par les médecins et les chirurgiens homœopathiques mêmes, et administrés par eux à leurs malades, mais *gratuitement*, et sous la condition de laisser toujours près de ceux-ci la désignation exacte de la prescription signée par eux, dans laquelle le médicament administré et son degré de dilution ou de mélange soient exactement indiqués.

Lorsqu'après l'application d'un traitement homœopathique il en résultera une présomption fondée d'une conduite répréhensible de la part du médecin ou du chirurgien, pour le jugement du cas, on choisira non seulement la faculté de médecine, mais encore les médecins distingués par leurs connaissances pratiques et théoriques de la médecine homœopathique, et le jugement sera porté d'après toutes les circonstances et intentions manifestes qui ont servi de base à la prescription. »

RUSSIE.

L'insuffisance de médecins, surtout dans les terres, a porté les seigneurs et les propriétaires de ce pays à adopter avec enthousiasme la médecine homœopathique pour secourir leurs populations malades.

1838. — Ordre de l'Empereur au docteur Hermann d'ériger un hôpital militaire homœopathique à Tultschin en Podolie, avec les conditions :

1° Que le docteur Hermann ait le droit de commander et de choisir un aide parmi les médecins de l'armée ;

2° La durée de l'hôpital sera d'une année, avec 25,000 roubles d'honoraires et le rang de général d'état-major ;

3° Le docteur Hermann ne dépendra que du ministre directement, auquel il enverra ses rapports.

1833. — *Ukase du Sénat* : « S. M. l'Empereur, sur la proposition du ministre de l'intérieur, et d'après l'avis du conseil d'État, par son décret du 28 (8) septembre 1833, a ordonné ce qui suit :

1° Que le traitement d'après la méthode homœopathique, selon les lois existantes, pourra être permis seulement aux médecins qui ont un droit légal de pratiquer la médecine ;

2° Qu'il est permis d'établir des pharmacies centrales à Saint-Pétersbourg et à Moscou ;

4° ... Lorsque le médecin donnera des médicaments homœopathiques, il devra observer les règles suivantes (*a*) sur une feuille imprimée et estampillée par un signe particulier ; il devra enregistrer la dose des médicaments, la date et la manière dont ils doivent être pris ; dans la même feuille il devra noter clairement et exactement, en langue latine, les symptômes principaux de la maladie, le nom du médicament, celui du malade, son rang et la signature du médecin. A chaque visite le médecin est obligé d'inscrire sur cette feuille les changements arrivés dans la maladie, et chaque nouveau médicament ordonné dans le courant de la maladie. Cette feuille devra rester entre les mains du malade, pour que, dans la nécessité de changer de médecin, on puisse voir ce qui aura été donné ;

7° Qu'il sera établi des tableaux mensuels par le physicat et le conseil de médecine dans les capitales, et par les autorités médicales dans les districts des gouvernements sur les traitements homœopathiques et sur leurs suites pour pouvoir en publier des extraits dans le journal du ministère ;

8° Que les physicats et le conseil médical et les magistrats médicaux des gouvernements devront requérir des médecins homœopathes lorsqu'il s'agira de porter une décision sur une affaire homœopathique, ainsi que pour la visite des pharmacies homœopathiques, etc. »

FRANCE.

Le gouvernement de ce pays semble s'être fait une loi d'être toujours le dernier, en Europe, à faire jouir le peuple des nouvelles découvertes : la vaccine, la vapeur, les chemins de fer, en offrent l'exemple ; la même apathie, il la montre pour l'homœopathie. Si les mœurs actuelles s'opposent à ce qu'il s'oppose directement à sa prorogation, et persécute les disciples de cette école, il n'a pris aucune mesure pour s'assurer de ses avantages ou de ses inconvénients ; il est entièrement passif comme l'étaient les gouvernements de l'Allemagne avant 1820 ; ni la santé publique, ni l'économie du bien des pauvres, n'ont encore pu le déterminer à faire étudier une doctrine médicale qui promet de si grands avantages.

Dijon, 1834. — Jugement de la Cour royale qui acquitte le docteur Laville La Plaigne, poursuivi par les pharmaciens de la ville, qui s'étaient portés partie civile, pour avoir donné gratuitement des médicaments aux malades.

Paris. 1835, le 13 mars. — Décision de l'Académie royale de médecine que l'homœopathie est une négation..... Pauvres juges ! ! !

1836. — Jugement de la Cour royale qui condamne un homœopathe à 25 fr. d'amende, pour avoir donné gratuitement des médicaments.

1837, *Bordeaux*. — Arrêté du préfet de la Gironde,

ordonnant que des expériences publiques soient faites sur des chevaux morveux du traitement homœopathique de cette maladie.

ITALIE.

Royaume de Sardaigne. —La maison de Savoie, qui s'est toujours signalée par une protection si intelligente et si généreuse envers les sciences et les lettres, n'a pas dérogé à ces nobles sentiments à l'occasion de la réforme hahnemannienne. S. M. Charles-Albert l'a couverte de sa royale égide contre les persécutions du protomédicat. Sa Majesté a ordonné qu'on respectât la liberté scientifique des médecins homœopathes.

1839, le 9 février. — Patente royale qui ordonne la fondation d'une pharmacie homœopathique à Turin, et autorise les médecins homœopathes des provinces à préparer et distribuer leurs médicaments à leurs malades.

Milan. — 1847, le 12 mars. — Proclamation de la municipalité de l'ordonnance impériale, du 5 décembre 1846, sur les règles à observer dans l'exercice de la méthode curative homœopathique. (Voyez Autriche.)

États pontificaux. — 1841. — Autorisation par Sa Sainteté, accordée à M. Wahle, d'exercer l'homœopathie dans les États pontificaux (quoiqu'il ne possède aucun titre régulier académique).

1842. — Sa Sainteté, après s'être fait informer de la préparation des médicaments homœopathiques, a révoqué, en faveur des médecins homœopathes, la défense de distribuer les médicaments à leurs malades.

Royaume des Deux-Siciles. — L'homœopathie, ayant été apportée à Naples par le général en chef de l'expédition autrichienne de 1821, y a éprouvé les effets de cette haute protection : plusieurs médecins de la cour en firent l'objet spécial de leurs études. Le roi a secondé autant qu'il était en lui cette disposition de ses médecins; mais le despotisme lui-même n'a pas pu vaincre l'opposition passive des anciens préjugés et de l'amour-propre médical.

1824. — Décret du roi Ferdinand, qui ordonne que des expériences sur l'homœopathie seraient faites dans l'hôpital militaire, et règle le mode de ces expériences.

1842, 12 juillet. — Décret du roi, qui accorde à la Société homœopathique de Palerme tous les droits appartenant aux sociétés savantes.

1844, 20 janvier. — Décret du roi, qui approuve les statuts de l'École homœopathique de Palerme.

1844, 25 mars. — Décret approuvant les statuts de l'Académie homœopathique de Palerme, et en ordonnant l'impression.

Sicile. — 1837, 21 septembre. — Décret du gouvernement, qui ordonne aux intendants des provinces de répandre l'*Instruction homœopathique sur le Choléra*, par le docteur de Blasi, « comme très utile dans les calamités actuelles. »

ESPAGNE.

« Ministère de l'intérieur de la péninsule, section de l'instruction publique. — S. M. la reine a daigné déclarer que les médecins homœopathes sont autorisés à mettre à exécution le projet de former la Société hahnemannienne, et de former son règlement intérieur dans les termes qu'ils jugeront convenables, sans autre restriction que celle de présenter une copie de ce règlement à l'autorité politique, et lui indiquer les jours et le lieu dans lesquels auront lieu les réunions.

« Par ordre royal. Je vous le communique pour que vous vous y conformiez. Que Dieu vous conserve beaucoup d'années! Madrid, le 23 avril 1846. »

Signé PIDAL.

ÉTATS-UNIS D'AMÉRIQUE.

Cette terre de véritable liberté a été très favorable au développement de l'homœopathie; là, le monopole des pharmaciens n'empêche pas les médecins de préparer et donner leurs médicaments aux malades. Aussi, dans l'espace de dix ans, la moitié des médecins a-t-elle embrassé la médecine nouvelle.

PENSYLVANIE. — *Acte de l'État de Pensylvanie pour la constitution de l'Académie nord-américaine de la Médecine homœopathique.* — « Un nombre de citoyens se sont associés, et ont établi une Académie dans le bourg de Northampton, dans le comté de Lassigh, pour l'enseignement de la médecine homœopathique et les examens de ceux qui désirent exercer cette noble science. C'est pourquoi 1° il est arrêté, par le sénat et la chambre des représentants de la république de Pensylvanie, réunis dans une assemblée générale, et décidé que C. Hering, président actuel, etc. (suivent les noms des dix membres de la Société), ainsi que tous ceux qui pourront concourir à sa fondation, et ceux qui adhèreront aux articles fondamentaux de sa constitution, seront incorporés dans une société avec le nom, titre et usages de l'ACADÉMIE DE LA MÉDECINE HOMOEOPATHIQUE DU NORD DE L'AMÉRIQUE, et par cet acte ils auront tous les droits, pouvoirs et priviléges accordés par les lois à une corporation.

2° Ladite corporation et ses successeurs, aux termes, usages et titres ci-dessus mentionnés, seront habiles, et auront la capacité légale d'acquérir, posséder, et louer en franchise simple ou autrement, pendant vingt ans, toute propriété, terrain, maisons, rentes, annuités et autres, par héritage, dons, achat, vente, aliénation, que la Société peut recevoir des personnes particulières, ou de corps politiques, ou corporations aptes et capables de le faire.

3° Ladite corporation et ses successeurs auront plein pouvoir et autorité de faire usage d'un sceau avec la devise et inscription qu'ils jugeront convenable, qu'ils pourront briser, changer et renouveler à leur gré.

4° La même Société aura le pouvoir légal d'employer les biens ci-dessus mentionnés pour la conduite des affaires de la Société, etc. Philadelphie, le 26 février 1836.

New-York, 1833. « Virum probum, et ornatissimum samnelem Hahnemann, auctorem homœopathiæ, quem fama prœmit scientiarum medicinæ et chirurgiæ cultorem, liberalium honoribus artium provectum, placuit nobis præsidi cœterisque sociis hujusce comitatus concil. med. facultatis, socium constituere honorarium; atque auctoritatem ei donare privilegia, et immunitates ad nostrates medicæ facultatis quæ pertinenti ubique terrarum dextra, et honore amplectendam. » Novi Eboraci it. 1833.

J. W. Walh, m. d. scrib.

Doniect Perktoto Præses, m. d.

S. Alkerti, m. d. facultatis scrib.

SECONDE PARTIE.

ÉTABLISSEMENTS PUBLICS POUR L'EXERCICE, L'ENSEIGNEMENT ET LA PROPAGATION DE L'HOMŒOPATHIE.

ALLEMAGNE.

Prusse.

BERLIN. — Dispensaire public, autorisé par le Roi.

Royaume de Saxe.

LEIPSICK. — Hôpital clinique d'instruction de 83 lits, érigé par des souscriptions volontaires en 1833, et remplacé en 1846 par un dispensaire public. Le directeur fait des cours de clinique sur l'application de l'homœopathie au traitement des maladies aiguës et chroniques.

Bavière.

MUNICH. — Hôpital de 40 lits par souscription.

Autriche.

VIENNE. — L'hôpital des sœurs de la Miséricorde, de 150 lits, est sous la direction d'un médecin homœopathe, depuis 1838, lequel y professe aussi des leçons de clinique.

LINTZ. — Hôpital homœopathique de 30 lits, soutenu par des dons volontaires, depuis 1840.

KREMS EN MORAVIE. — Hôpital homœopathique de 30 lits, érigé par des souscriptions, ouvert en 1842.

Guns en Hongrie. — L'hôpital de la ville de 150 lits, est sous la direction d'un médecin homœopathe, depuis 1838.

Gyongyos en Hongrie. — Hôpital de 40 lits, érigé par souscription. La baronne Orezy a fourni une maison, appropriée à ses frais, pour l'établissement de l'hôpital homœopathique. Il fut ouvert le 16 septembre 1838.

RUSSIE.

Moscou. — Hôpital homœopathique de 30 lits, érigé par souscription, en 1841.

ANGLETERRE.

Londres. — Institution homœopathique contenant un hôpital de 63 lits, érigé en 1842 par M. Leaff, avec l'aide des souscriptions des premières familles du royaume. Hanovre-Square, 17. On y donne des leçons théoriques et pratiques sur la médecine homœopathique.

Trois dispensaires homœopathiques publics, soutenus par des souscriptions, dans Newman-Street, et dans Marylebone.

Liverpool. — Dispensaire public, Oenson-Street, 14.

Edimbourg. — Dispensaire public, Spreing-Gardens, Stock Bridge.

Glascow. — Dispensaire homœopathique public.

Dublin. — Dispensaire soutenu par l'association homœopathique irlandaise.

FRANCE.

PARIS. — Institut homœopathique, érigé en 1835, rue de la Harpe, 93, pour l'enseignement de l'homœopathie et le traitement gratuit des pauvres.

Dispensaire public, ouvert en 1842, rue Buffault, 14; un autre, ouvert en 1847, rue Neuve-des-Mathurins; et, un troisième, rue Bleue, 32.

THOISSY. — Hospice civil sous la direction d'un médecin homœopathe depuis 1834.

BORDEAUX. — Une section du grand hôpital est sous la direction d'un médecin homœopathe depuis 1834.

ITALIE.

Piémont.

TURIN. — L'hôpital Casalenga a 12 lits sous la direction d'un médecin homœopathe.

Dispensaire public homœopathe, autorisé par le Gouvernement.

NICE. — Hospice de jeunes orphelines, de 150 lits, sous le système homœopathique depuis 1838.

LUCQUES. — Hôpital érigé en 1832, par le Grand-Duc, pour le traitement homœopathique des maladies.

ROME. — Dispensaire autorisé par S. S. 1844.

PALERME. — Hôpital des frères Saint-Jean-de-Dieu, de 150 lits, sous le système homœopathique depuis 1836.

Cours publics sur l'homœopathie, autorisés par le gouvernement, à l'Université.

Dispensaire homœopathique public.

ESPAGNE.

MADRID. — Cours publics à l'Université, ordonnés par le gouvernement.

Dispensaire public, rue de la Flora, 3.

BRÉSIL.

RIO-JANEIRO. — Institut homœopathique, reconnu par le gouvernement, dans lequel on professe des cours publics sur toutes les branches de la science médicale, fréquentés par un grand nombre d'élèves.

Par les soins de l'Institut homœopathique, 24 grands dispensaires publics sont établis dans les différentes villes de l'empire.

ÉTATS-UNIS.

ALLENTOWON SUR LE LECCA. — Institut homœopathique, soutenu par des souscriptions, pour l'enseignement de la médecine d'après les principes de l'homœopathie.

Résultats statistiques des traitements dans les hôpitaux homœopathiques.

HOPITAUX.	NOMBRE de malades.	GUÉRIS.	AMÉLIORÉS.	NON GUÉRIS ou incurables.	MORTS.	APPORTÉS mourants.	RESTANTS.	PROPORTIONS des traités aux morts, en défalquant les malades apportés mourants.
Hôpital homœopathique de Guns.	733	666	10	5	29	17	11	4 $\frac{1}{5}$ 0/0
Hôpital homœopathique de Gyongyos	271	219	14	7	11	15	5	4 $\frac{3}{8}$ 0/0
Hôpital homœopathique de Leipsick	4665	4393	297	127	157	31	69	3 $\frac{1}{4}$ 0/0
Hôpital des Sœurs de la Miséricorde à Vienne. .	5161	4711	»	89	267	38	61	5 $\frac{1}{5}$ 0/0
Hôpital militaire de Vienne, expériences. . . .	43	32	«	5	1	»	6	2 $\frac{3}{4}$ 0/0
Hôpital militaire de Tulzyn, expériences de Herm.	165	141	»	»	6	»	18	4 $\frac{1}{2}$ 0/0
Hôpital d'infanterie à Saint-Pétersbourg. . . .	409	370	7	4	16	»	12	4 $\frac{1}{4}$ 0/0
Hôpital de Munich	242	230	14	»	6	»	»	2 0/0
Moyenne.	. . .	. . .	. . .	. . .	. . .	. . .	. . .	4 $\frac{1}{2}$ 0/0

4

La proportion des morts dans les hôpitaux, sous la direction de la médecine ordinaire, est de 13 1/6 p. 100.

La dépense de l'hôpital homœopathique de Leipsick est de 3 1/2 gros (60 cent.) par jour, celle de l'hôpital de la charité de Berlin, par la médecine ordinaire, est de 7 gros par jour.

A la maison des orphelins de Nice, la dépense de 400 francs par an de la pharmacie sous la médecine ordinaire a été réduite à 20 fr. sous l'homœopathie.

TROISIÈME PARTIE.

NOMS ET QUALITÉS DES MEMBRES DU CORPS MÉDICAL QUI ONT ADOPTÉ L'HOMŒOPATHIE DANS LES DIFFÉRENTS PAYS.

FRANCE.

Paris. S. Hahnemann, conseiller aulique ! *. — Arnaud. — Blanc. — Bourges. — Briouse. — Bourdet. — Blot. — Cabanellas ** ? — Chapuzot. — Cornu (Henry). — Croserio. — Davet. — Daumain. — Desauche, médecin du ministère de la justice.— Daubenas. — Domergue, chirurgien de vaisseau. —Doin ! — Dantregues. — Durat. — Foissac ? — Gaudier. — Giraud. — Gucquard. — Achille Hoffmann. — Amédée Hoffmann. — Jahr.—Laburte ! —Lafisse.—Lafitte ! — Laville. —Leboucher. — Ledure. — Lembert, agrégé à l'Ecole-de-Médecine. — Magnan. — Maingot.— Marchal de Calvi, agrégé à l'Ecole-de-Médecine ?— Molin père.—Molin fils. —Moroche. — Neple. — Penoyer.— Pevry. — Petroz.—Simon-Léon père. — Simon-Léon fils. — Soller. — Tesseire de Saint-Marc. — Tessier, médecin de l'Hôtel-Dieu (annexe) ? — Trottmann. — De Vergy, professeur au Val-de-Grâce !

Versailles. Raimbaut !

Fontainebleau. Saintour.

Chapelle-la-Reine. Mayeur. — Roux, maire.

Orléans. Charpignon.—De Clinchamp.

Lyon. Beister. — Chazal. — Darguillier. — Dessaix ! — Godinot. — Le comte de Guidi, inspect. de l'Université, chevalier de la Légion-d'Honneur.—Joue ! —Monnet.—Noack. — Pictet. — Rapou père. — Rapou fils. — Tournier. — Servan.

Lablize. Lorençot.

Latour-du-Pin. Raimond.

Roanne. Delagrya. — Guyard.

Saint-Étienne. Bordet.

Nogent (Loiret). Zulicki.

Dijon. Laville-la-Plaigne. — Mouzin ! — NN.

Valence. Dupré-de-Loire.

Bellegarde. Collet.

Châlons-sur-Saône. Serrans. — Bertrand Grass, chef de bataillon.

Grenoble. Crepu, directeur du Jardin-Botanique. — Juvin.

Nîmes. Vespier.

Avignon. Bechet. — Borelly. — Dugas. — Occelli. — NN., vétérinaire. — Cambon-de-Marsily. — Payen.

Saint-Saturnin. Zaidan.

Orange. Dugat.

Annonay. Bravais père. — Bravais fils. — Duret père. — Duret fils. — Allion.

Niort. Gineste.

Saint-Amand. Deschamps.

Bourg-en-Bresse. Lehetre.

Chatillon. Fourrier.

Chalamont. Dutech.

Champigny. Mandeler.

Thoissy. Gastier.

Divone. Pathin.

Ambrieux. Bouvet.

Vesoul. NN.

Perpignan. Mussot.

Saint-Paul-la-Côte. Larquier.

Marseille. Bailly. — Chargé, médecin de l'Hôtel-Dieu. — Duplat. — Rampal. — Sollier. — Gilet. — Vuilly.

Mollanges. Jassy.

Dignes. Yvan.

* ! Ce signe indique décédé. — ** ? Indique homœopathe incertain.

Montpellier. Dunal, doyen de la Faculté des sciences, directeur du Jardin-Botanique. — Rissueno de Amador, professeur de la Faculté.

Toulon. Daniel. — Marbot, médecin de la marine royale. — Verolat, id.

Bordeaux. Le comte de Bonneval. — Ebres.—Gay.—Johne.—Des Marthes. — Mabit, professeur et médecin de l'Hôtel-Dieu ! — Marchand, professeur à l'Ecole-de-Médecine.— D'Oliveira. — Paillaud. — Teulière. — Tournier.

Libourne. Bayard.

Dax. Gachassin.

Toulouse. Astrier. — Ancelot.

Castres. Gachassin.

Limoges. NN.

Bernaix. Baudet père.

Thorigny. Dechamps.

Riom. Collangette.

Aubusson. Delavalade.

Chartres. Romain.

Châtillon (Indre). Guérin.

Angers. Ouvrard, chirurgien en chef de l'Hôtel-Dieu.— Renoux.

Laval. Bouis.

Bourbon-Vendée. Le baron Menestrol.

Fontenay-le-Comte. Chaignau.

Nantes. Garday. — Perrussel. — Pestes. — Richard.

Besançon. Tournier, professeur à l'Ecole de Médecine. — Ordinaire.

Pont-à-Mousson. Bonnaire.

Nancy. NN.

Strasbourg. Baumann. — Schafer. — Kirschleger.

Altkirch. Soller.

Colmar. Jourdan, médecin en chef de l'hôpital militaire?—Herz.—Janger.

Illkirch. Liebermann.

Mulhouse. Bauer. — Muhlenbeck.

BELGIQUE ET PAYS-BAS.

Bruxelles. Cartier. — Dugnole. — Moore fils. — Mullenburg. — Tugnose. — Varlet, médecin du roi.

Namur. Brun.

Gand. Moore père !

Liége. Brieck. — Malaise. — Lahaye.

Rotterdam. Beels.

Amsterdam. NN.

SUISSE.

Genève. P. Dufresne ! — Ch. Peschier, secrétaire de la Société des sciences physiques et naturelles, etc. — Pantin. — A. Pictet. — Saladin, chef de bataillon. — Schuit.

Coppet. Mercier.

Mourgues. Muret.

Lausanne. Deforet. — Dupaz. — L. Dufresne.

Vevay. Convers. — Guisan.

Berne. Schieling.

Thonon. Charrière.

Martigny. Clayvaz.

Laroche. Piaget.

Thosne. Claris.

Aubone. Begez.

Bulle. Glasson.

Fribourg. Longchamp.

Bâle. Siegritz.

Berne. Iischer. — Niehaus. — Yvan.

Saint-Gall. Alter. — Esell, conseiller de santé. — Girtanner.

ESPAGNE.

Madrid. Almador. — Alonso. — Alvarez. — Arcilla. — Barbera y Ortiz. — Cabello y Luque. — Castillo. — Coll, professeur. — Fernandez del Rio. — Garcia. — Garcias del Real Villa-Nueva.— Guas. — Gonzalez. —

Hernandez. — Hesse. — Hyser, professeur à l'Université. — Lano. — Lartiga y Cors. — Llietget. — Monge. — Moreno. — Nuñez, médecin de la reine, grand cordon de l'ordre d'Isabelle. — Obender, professeur à l'Université. — Pinciano. — Pardo. — Rollan. — Rubiales. — Suarez. — Tejero. — Tejedor. — Torrecilla. — Toca, professeur à l'Université.

Séville. Querol. — Velez.

Grenade. Gireia.

Valladolid. Sabino de Haro.

Aillon. Iturralde y Alava.

Badajoz. Riño.

Marchena. Rojas.

Barcelone. Plana. — Jauer, professeur de clinique à l'Université.

Portugalete. Del Ormo y Steras.

Lasitavas-del-Rey. Rollan.

ANGLETERRE.

Londres. Barly. — Belluomini. — Broacks. — Callmann. — Cole. — Curie. — Dunsfordt ! — Epps. — Hamilton. — Laurie. — Macklan. — Newmann. — Ozane. — Puddick. — Quin, médecin du roi des Belges. — Simpson. — Thering. — Watts. — Comford. — Patridge. — Gilioli.

Bristol. Trottman.

Langston. Blanc.

Oxford. NN.

Dublin. Quinefs. — Luther (les deux frères).

Edimbourg. Black. — Henderson, professeur de pathologie et clinique à l'Université. — Russell. — Yrvine. — Wielebycki.

Liverpool. Dreysdale. — Chapmann.

Glascow. Scoth.

Sarden. Massol.

Dower. NN.

ITALIE.

Etats-Sardes. *Turin.* Boba, chirurgien-major. — Bertolini. — Bruno. — Chio ! — Poeti, médecin de l'hôpital militaire. — Sarruto, officier. — Teissier, professeur agrégé, médecin de l'hôpital de Saint-Jean ? — Valori. — Saint-Vito !

Trino. Biginelli !

Vische. Fioretta.

Alexandrie. Tribaudini.

Saint-Salvador. Casuzzi.

Cazal. Catti, vétérinaire.

Crescentino. Bossi.

Morano. Jancelli. — Vanni.

Mosciano. Sabatino.

Savigliano. Trojano.

Saluces. Demichelis.

Villafranca. Nicola.

Pignerol. Alliaudi.

Gênes. Botto, professeur de pathologie et de clinique à l'Université. — Gatti. — D'Onis. — Soleri.

Nice. De Cesole (le chanoine). — Delmas. — Flores. — Servan. — Torneri.

Chambéry. Revel ? — Guillan ?

Saint-Gervais. Dufresne.

Sardaigne. *Cagliari.* Isidochio.

Tronco. Cordero.

Royaume Lombardo-Vénitien. *Milan.* Artung, médecin en chef de l'armée autrichienne. — Dausi. — Dugnoni. — Longhi ? — Mader. — Mazoni. — Riboni. — Rozati. — Vianelli. — Wanck.

Bergame. Wurziani.

Vicence. Orfalata.

Bologne. Lambrecht, professeur d'accouchement à l'Université. — Lambrecht fils. — Picciuali. — Nil. — Placci, rédacteur du Journal de la médecine homœopathique.

Parme. Bortioli.

Lucques. Belluomini.

Toscane. *Florence.* Gorb. — Franco. — Lazarini. — P. Morelli. — Sinibaldi.

Etats Romains. *Rome.* Brown. — Centamori. — Centurini. — Confali. — Ladelci. — Liuzzi. — Sabatini. — Wahle.

Ascoli. Talianini.

Angarano d'Ascoli. Biginelli.

Ancarano. Bandini.

Ancône. Monti. — Brunelli.

Fabriano. Palmieri.

Faro. Padeputo.

Filotrano. Severini. — Montalto. — Passarini.

Royaume de Naples. *Naples.* De Horatiis, médecin du feu roi et professeur à l'Université. — Ingra. — Italiani. — Mauro, médecin de la reine douairière. — Romani Franc. — Romani jeune. — Pezillo. — Quadri. — Schoenberg. — Severini. — Rubini. — Spitelli. — Vita colonna.

Giulia nova. Caravelli.

Oria. De Girolamo.

Colonetta. Callisto. — Croccetti. — Monitori. — Petrello.

Neretto. Casbarini.

Venafro. Saniccola.

Messiano. Debenedictis. — Sabatini. — Ventili.

Sicile. *Palerme.* Bartoli. — De Blasi, président du Comité de vaccine, etc. — Bandiera. — Bonelli. — Battaglia. — Magri. — Morello. — Peres. — Salvaggio. — Tranchina-Trippa.

Messine. Pelegrino. — Scuderi.

Trapani. Pizoli.

Chitti. Pompei.

Teramo. Callisti.

Catanisetta. Cinirella. — Curatello. — Liponi.

Favarotta. Perea.

Catania. Maravigna.

Salaparuta. Selvagio.

Militello. Belligno.

Trojana. Agrò.

Saint-Agata. Cerito.

Balestrato. Evola-Ferrara.

Vinchiatro. — Pistilli.

Malte. *Lavalette.* Buonavia. — De Claude.

ALLEMAGNE.

Prusse. *Poméranie. Berlin.* Bamberg. — Bertini. — Biking. — Burkhard. — Caspary. — Kallenback. — Mellicher. — Montalk. — Müller, conseiller aulique. — Reisig, conseiller aulique. — Sthuler, conseiller aulique ! — Wehfemeyer, chevalier de l'Aigle-Noir, ancien médecin du P. Henry. — Willin.

Darkhemen. Litzau.

Kalau. Wolff, physicus.

Hervard. Weihe.

Francfort (sur l'Oder). Sommer.

Stettin. Rath jeune.

Stoltz. Hem, professeur.

Potsdam. Lutze. — Goke. — Reutsch.

Prusse orientale. Kœnigsberg. Ægidi, conseiller aulique. — Gisevius. — Jantzen. — Marter. — Olkzewski. — Schmidt. — Tietzer.

Duché de Posen. Osterode. Altschül. — Bœsemeyer. — Biking. — Frank. — Kaesemann. — Liedebeck. — Montagt. — Nenning. — Schundler.

Luben. Loscher.

Fraustadt. Bœck.

Dantzig. Geislar, conseiller aulique.

Rastenbourg. Lietzau, physicus du Cercle.

Silésie. Breslau. Brukner. — Gœbel,

directeur du Collége royal. — Gerner. — Lobethal. — Neumann. — Schultz. — Schweickert père ! — Schweickert fils.

Gœrlitz. Thorer !

Freyenwalde. Kleinschmidt.

Greiffenberg. Schindler.

Crossglogau. Link.

Liegnotz. Kaucher. — Muller père. — Schmieder, conseiller aulique. — Schober.

Striegau. Herr.

Jauer. Mordach.

Reichenbach. Schumann.

Hirschberg. Schubert.

Glogau. Brunolinck. — Hoffendhal. — Neumann. — Link.

Brieg. Sauermann.

Glatz. Neutwig. — Schmidt.

Rossleben. Kraft.

Frankenstein. Fischer. — Mattersdorf.

Silberberg. Starke.

Schmiedeberg. Weigel, conseiller aulique.

Pernau. Knowe, physicus. — Hesse. — Landefer.

Neisse. Patzak.

Province de Saxe. Magdebourg. Baumgarten. — Hoffmann. — Negel. — Rath. — Rümmel. — Svarmann. — Teichmann. — Fischer.

Interbogt. Gross père.

Eisenberg. Geyer.

Halberstadt. Gross fils. — Fitzler. — Nagel.

Mersebourg. Ehberhard. — Seguin.

Wantzleben. Kolmann.

Naumbourg. Messerschmidt.

Querfurt. Rœhl.

Orscheusleben. Muller.

Rottenbourg. Kramerer.

Annabourg. Hangt.

Province de Westphalie. Münster. Le baron de Bœhninghausen, conseiller d'Etat, commissaire du Cadastre, directeur du Jardin-Botanique.

Cassel. Altmuller.

Burgk. Bethmann.

Gemunden. Kamerer.

Province rhénane. Dusseldorf. Glassor, conseiller aulique ! — Backhausen.

Cologne. Stoltz.

Sorau. Herrmann. — Schninker.

Royaume de Saxe. *Dresde.* Elb. — Geyer. — Gerson. — Helwig. — Heyder. — Hirschler. — Janger. — Liedbeck. — Lehmann. — Piper. — Querl. — Trincks, physicus. — Gubitz. — Wolff, conseiller aulique. — Schwartze, conseiller aulique, médecin du prince Henri de Saxe. — Wingler. — Hof, professeur. — Haase. — Richter. — Prinz, professeur. — Schneider.

Greiss. Barth.

Annaberg. Hank.

Bautzen. Cunon.

Heimsteit. Kratzenstein.

Erbenstock. Zeissig.

Ebersbach. NN.

Leipzig. Appelt. — Donner. — Drescher. — Frantz ! — Gutmann, dentiste. — Hartlaub. — Gottschlach. — Hasse. — Hartmann. — Haubold. — Heye. — Hornbourg ! — Kirsten. — Kreussler. — Langhammer. — Lipert. — Lux, vétérinaire. — Muller père. — Muller fils. — Schiekner. — Schubert. — Seidel. — Wickart. — Zistermann.

Grimma. Bermann. — Herzog.

Beltzig. Kreutzman.

Stolberg. Schüler.

Hernhut. G. Ruckert.

Cameuz. I. Ruckert.

Plauen. Bohler. — Standt.

Wittemberg. Denecke.

Rastenbourg. Litzau.

Ichterhausen. Blau.

Oschatz. Woost.

Mühlausen. Becker. — Bieking.

Freiberg. Hille. — Heyder.

Wechselbourg. Hesse, conseiller aulique.

Halle. Reil.

Duchés de Saxe. *Anhalt. Bernbourg.* Buckner. — Geyer. — Lickpard. — Piper. — Wietzler. — Warzler, médecin de cour.

Zerbst. Chemnitz.

Dessau. Bœgt. — Kurtz, conseiller aulique, médecin du duc. — Luther père. — Petters. — Priest. — Prietzler, chirurgien de la cour.

Coëthen. Lehmann, conseiller aulique, médecin du duc. — Sommers.

Gotha. Knauer. — Plaubel. — Schundler. — Blau.

Altenbourg. Berkhardt. — Fischer. — Ruppius. — Wagner. — Wincler.

Wolkenfinde. Wohlleben.

Meiningen. Eimerich.

Badsiebenstein. Ambron.

Naumbourg. Gerner. — Neumann. — Messerschneidt. — Gruber. — Stapf, conseiller aulique, chevalier de l'ordre du Lion. — Schultz.

Weimar. Goullon, conseiller aulique. — Geist. — Kampfer.

Eisenach. De Gerdorf, conseiller aulique. — Wisbicenus.

Gretz. Barth.

Jenna. Arnold, professeur. — Martin. — Widemann.

Sonderhausen. Blodau, médecin de la cour.

Duché de Brunswick. *Brunswick.* Achersleben. — Baumgarten. — Fielitz. — Hartlaub. — Muhlenbein père, conseiller intime et médecin de S. A. le duc, assesseur de collége! — Muhlenbein fils. — Munnecke. — Hirschfeld. — Kieselbach.

Helmstadt. Kratzenstein.

Lunebourg. Winter.

Mulhausen. Becker.

Mecklenbourg. Hoffendhal.

Neustrelitz. Genzka.

Wahren. Nithok.

Butzou. Genzka.

Parchim. Genzke.

Arnstadt. — Hartmann. — Hunnius. — Wilhelmi.

Royaume de Hanôvre. Elwert, conseiller aulique. — Kieselbach. — Krumacker. — Weber.

Weisberholzen. Frisch.

Hameln Geve.

Bœmerlehn. Betzendorf.

Dassel. Metz.

Salzdetfurth. Laudhan.

Hildesheim. Frank. — Nicol. — Sternheim.

Hambourg. Beneck. — Iinkle. — Hahn. — Henkel. — Lorenz. — Siemers. — Krüger.

Bremen. Hirschfeld. — Mejerhoff. — Krulnmacher. — Kieselbach.

Francfort-sur-le-Mein. Frei. — Hoffmann. — Passavent.

Duché de Baden. *Carlsruhe.* Griesselich. — Hochstadter. — Siegel, médecin du duc. — Wieg, physicus. — Hotter, vétérinaire. — Wiech, conseiller aulique.

Rastadt. Kraemer.

Mulheim. Gebhard. — Hiselin. — Gugert.

Gernsbach. Wittum.

Bade-les-Bains. Krammer, conseiller aulique. — Meier, chirurgien en chef de l'armée.

Wiesloch. Brenstadt.

Oppenau. Seither.

Lich. Kœsemann. — Weber, conseiller aulique.

Emendingen. Schymeyer.

Wetzlar. Behrends. — Wehrers.

Lanyenbrucken. Seithers.

Heidelberg. Arnold. — Sejin.

Hochheim. Weber.

Freybourg. Hille jeune. — Steinefter. — Werber, professeur.

Lahr. Baumann. — Jamm. — Schmayer, vétérinaire.

Bruchsal. Diehl. — Siegel. — Wezel.

Kehl. Bauermann.

Psorzheim. Bauckisser. — Dietz. — Müller.

Manheim. Harwang. — Stegmann. — Weissenburger.
Heinrichsen. Schilling.
Gemersheim. Schwab.
HESSE-CASSEL. *Hannau*. Kieselbach.
Schuchtern. Zinkham.
Schneeberg. Mayer, physicus.
Frankenbourg. Werner.
Hesse-Darmstadt. Amman. — Hagsen. — Kaiser. — Metz.
Alzei. Wolfsohn.
Sorau. Hermann. — Schnieber.
Nassau-Hombourg. Horen.
Wiesbaden. Kirsch.
Giesen. Reu, conseiller aulique! — Schemieder. — Séguin.

WURTEMBERG. *Stuttgard*. Battemann. Emerich. — Muncher. — Roch. — Ruoff. — Korner. — Pieninger.
Louisbourg. Wildemann. — Eichhorn.
Eningen. Dietz.
Tubingen. Kœsemann. — L. E. Muller. — Mosthof. — Trottenbacher.
Wolfenbüttel. Goldmann.
Augsbourg. Osterrieder.
Braunsbach. Bosch.

BAVIÈRE. *Munich*. Buchner. — Mahir. — Mahle. — Mosthoff. — Ringseis, conseiller aulique. — Roth, professeur. — Steudelid. — Trüttenhacher. — Widemann.
Hohenwardt. Kaniberger.
Babenhausen. Nusser.
Hoff. Kustmann. — Schrœn. — Ehmite. — Roch.
Ulm. Kamerer, conseiller aulique. — Lofer. — Weinseifen.
Erlangen. Ileischmann. — Léopold.
Kœnigschofen. Schumann.
Nurenberg. Preu. — Reiter.
Naila. Reichel.
Wurtzbourg. Ohlant.
Psaffenhofen. Ott.
Wegkau. Kozischeik.
Gemensheim. Schwartz.
Bavière rhénane. *Psorzheim*. Muller.
Worms. Heichelheim.
Herzogdorf. Ed. Huber, chirurgien. — Moravin.
Kleinenzell. Wen. Huber, chirurgien.
Oberneukirken. A. Still, chirurgien.
Landau. Pauli. — Hessert.

AUTRICHE. *Vienne*. Arneth. — Bernstein. — Bœhm. — Braun. — Heischmann. — Frohlich. — Gerstel. — Glucker. — Gnadiger. — Guenke. — Hampe. — Henke. — S. Hirsch, médecin du régiment de hullans. — A. Hirsch, membre de la faculté de médecine. — Krauser. — Lederer. — Lichtenfeld. — Lœwe. — Lichtenstadt. — Maschaue. — Marenzeller, médecin en chef de l'armée; médecin de l'archiduc Jean. — Mentz. — Muller. — Nehrer. — Neumann. — Pleyel von Bleybourg. — Potatzek. — Puffer. — Reinzinger. — Richter. — Sitzel. — Streinz. — Rothhauss. — Schaffer. — A. Schmit, médecin du grand-duc de Lucques. — Schmatzler. — J. Schmith. — Schmid. — Schutz. — Sterz. — Tedesko. — Weithsen. — Weith jeune. — Wrecka. — Wachtel. — Watzke. — Warda. — J. Waladin. — Wierstel. — Wurda. — Wurmb. — Weinke. — Wagner. — Würstel. — Zlatarowsky.
Linz. Bergmann. — Huber. — Reiss.
Krewsmunster. Mayerhoffer.
Ebersdorf. Gitz, S. J.
Bourdach. Triebel.
Glaubendorf. Taubitz.
Œdenbourg. Bayer.

BOHÊME. *Prague*. Baër. — Doppler, professeur. — Dussenq. — Elsaf. — Fischel. — Gunther. — Hirsch. — Hoffrichter. — Lœurq. — Mischelen. — Schaller. — Seegel. — Tucrar. — Wehle. — Altschul. — Lewi.
Reichenau. Adolphe Huber, chirurgien.
Commotau. Knaf.

Brux. Müller.
Blottendorf. Kratzenstein. — Scholz.
Pilsen. Brand.
Jagendorf. Malick, physicus.
Kladrau. Holerzek.
Postelberg. Sturm.
Tœplitz. Fiedler. — Gersoni. — Hromeda !
Stiekna. Hauptmann.
Gottesgab. Haustein.
Iglau. Gruner.
Hohenfurt. Nenning.
Zwickau. Lehmann.
Kladrau. Holergern.
Gœrkau. Siegl.

MORAVIE. *Brünn.* Fischer. — Gerstel. — Hozé.
Butschowitz. Hozè, chirurgien.
Tischowitz. Hannusch.
Mesewitz. Gaspari.
Olmutz. Krample.
Pernau. Knorre, physicien. — Hesse. — Landheffer.
Wechselbourg. Hesse, conseiller aulique.

ILLYRIE. *Broad.* Pleyel. — V. Sonnenberg.
Nesseldorf. Pape.

TYROL. *Laybach.* Bartle. — Kick. — Ross, médecin en chef de l'armée.
Adelsberg. Avé.
Steyermark. Gratz. Gordina. — Jaroff. — Jonak. — Kerschbaromer. — Kottmayer. — Maly, professeur d'hygiène. — Mayer, professeur d'anatomie. — Wolypka.
Eysernek. Dobey. — Heinrich.
Lichtenwald. Schneblitsch.
Klagenfurt. Matzy.
Marbourg. Maly.
Gœrtz. Kerschel. — Le comte Schlafgottsche.
Radsckerbourg. Iuhr. — Semtilz.
Furstenfeld. Luschin.
Saint-Georges. Porreyer. — Zanger.
Schlernitz. Millereikel.

HONGRIE. *Pesth.* Atomyr. — Bakody. — Balogh. — Bregardt. — Forgo. — Hausmann. — Ivanovich. — Lenz. — Maier. — Müller. — Uffer. — Rosenberg.
Raap. Kovats. — V. Bernstein.
Viszcabossid. Müller. — Schrœter. — Visibrick.
Hederwan. Baudis, Isid.
Barozer. Mossbauer, médecin du comté.
Moor. Barth.
Sorar. Heilmann.
Presbourg. Hanelhy. — Lœbell.
Comorre. Braun. — Ivanyof. — Kolmar.
Grœtz. Bukomnich. — Gotz, accoucheur-surveillant. — Habitz. — Hiefer. — Hœrmann, professeur de vétérinaire. — Mack. — Metz, médecin-inspecteur. — Neurisser. — Schindler, vétérinaire. — Stieger. — Stager.
Schlehnning. Fuchs.
Balutinez. Siegel.
Guns. Bless, physicien. — Münichreiter.
Steinamanger. Weghofer.
Pinkafeld. Hofer.
Oedenbourg. Hullelezer.
Esterhazy. Parhammer.
Szalaegerzegh. Iecher.
Esepregh. Harase.
Esakang. Gebhart, vétérinaire.
Zarleder. Griess, médecin du comté. — Sprang.
Benersdorf. Cladnick.
Saint-Martin. Swoboda.
Eberan. Suss.
Bakofa. Kleinschitz.
Lendra. Klein.
Csakathurm. Rosenberg.
Kandebo. Mittwerda, physicien. — Puch. — Schwartzenberg.
Ivanyos. Kolmer.
Bery. Mostbauer.
Rotha. Stephani.
Erlau. Jackel.
Hernorda. Bonordin, physicien.
Lindenthal. Mayer.

Glaucha. Baumgarten.
Romiredo. Maysgünter.
Wischnein'obstschok. Seider.
Ezroszigath. Sipos.
Sirtuna. Soderberg.
Obernitzschka. Kinderer.
Waitzen. Argenti. — Polatsek, médecin de régiment.
Gyongios. Bognar, physicien du comté. — Horner, médecin de l'hôpital.
Koposvan. Gulyos.
Grosswarderla. Szteroveszky.
Saint-Gothard. Barga, médecin du comté.

GALLICIE. *Lemberg.* Keler. — Schreter.

CRACOVIE. Gulkowsky.

CROATIE. *Carlstadt.* Stœger. — Tabura.
Saint-Gothard. Marga. — Petzler. — Schœnez. — Schiffmann.

TRANSYLVANIE. *Krumstadt.* Buchner.

SUÈDE. *Stockholm.* Branting, professeur. — Sondin. — Sundern.
Upsal. Liedebeck. — Muhlenberg, professeur. — Wahlenberg.
Holmstadt. Bergmann.
Sigtana. Soderberg.
Wexjo. Sellden, médecin de l'hôpital.

DANEMARCK. *Copenhague.* Faugel. — Hausen. — Lund. — Pabst.

RUSSIE. *Saint-Pétersbourg.* Adams. — Bachmann. — leuer. — Hermann! — Jal. — Le comte Korsakoff. — Ochs. — Schering. — Stendar. — Trinius. — Zimmermann.
Revel. Heirichson.
Pensa. Peterson.
Dorpat. V. Holstein. — Stegemann, conseiller d'Etat.
Saratoff. Kleiner.
Badai. Gastfreund.
Varsovie. Bigel, médecin des orphelins. — Mylo. — V. Wolff.
Riga. Boutzer, médecin de collége. — Henke. — Rieder.
Moscou. Goldenberg. — Hoffmann. — Leidesdorf. — Roggenban. — Schweickert jeune. — Suloff, conseiller.
Kurseck. Eglaer.
Kasan. Eversmann, professeur.

GRÈCE. THESSALIE. Achylloides.
TIFLIS. Nemeier.

TURQUIE. BOSSINE. *Traunick.* Mainotti.
CONSTANTINOPLE. Theulier.

ÉGYPTE. *Alexandrie.* NN.
Caire. NN.
INDES. *Bombay.* Corbos.
Lahore. Kœnigsberg, médecin du roi.

ÉTATS-UNIS.

Pensilvanie. Philadelphie. Hering, professeur. — Anderson. — Bute. — Dunnel. — Davis. — Dubbs. — Freedlig. — Gardiners. — Hamphrey. — Jeanes. — Kitchen. — Lentz. — Lingen. — Mattlack. — Matthews. — Neidhand. — Oredhard. — Orie. — Pfeifer. — Platz. — Rinson. — Schæffer. — Schinchle. — Teane. — William. — Peters. — Williamson. — Wesselhœst.
Allentown. Beerner. — Geist. — Romig. — Weserlcroft.
Bath. Wisulchreft.
Hellertown. Detervilles.
Betléhem. Caspari. — Decher. — Eberhard. — Freytag.
Massachusset. Boston. Clark. — Cutter. — Hagg. — Grogg. — Spooner. — Weœschen.
Trenlertown. Pulte.
Heidelberg. Becker. — Heilfrich. — Young. — Zaanger.
New-York. Chanin. — Cook. — Custis. — Dutches. — Freytag. — Greem, membre du collége de médecine de Copenhague. — Gray, président de la Société médicale et phy-

sique de New-York. — Hubner. — Hull. — Jacson. — Maltack. — Paine. — Sollivan. — Wardt. — Wietchen. — Wandebeuren. — Wanderburg. — Wilson. — Wesselhost.

Mongomery. Roche. — Wange.

Nazareth. Bute.

Gaston. Hoto.

Comté de Burk. Abraham. — Scheller.

Comté de l'Union. Nouveau-Berlin. Brugger.

Boston. W. Wesselhorst. — R. Wesselhorft. — Schlegel.

Margland. Baltimore. Boyer. — Hoynel. — Maners. — Schwarz.

Delavare. Milmiagtown. Gosewich.

Ohio. Wooster. Wolford.

Munster. Lowrey.

Indiana. Shelbiville. Hombourg.

Indianopolis. Isaac.

Madisson. Gerbel.

PETTERVILLE. Haiscler.

LEBANON. Bauer.

Carlille. Ehrman père.

Hornesbourg, Ehrman fils.

YORK. Chrman jeune.

Beaver. Miller.

Missingtown. Reinhard.

Reading. Lippe.

Reittsbourg. Ruithelen.

Missouri. Lesher.

Virginia. Caspari.

Louisville. Rosenstein.

Granada. Swidler.

Albany. Biegler. — Seite.

BRESIL. HAVANE. Bramon. — Escopet. — Thin.

Surinam. NN.

RIO-JANEIRO. Jahn. — Lisboa. — Mure. — Cochrane. — Duque. — Estrada. — Martins. — De Moura. — Rabello.

Pharmacies homœopathiques.

Paris. Catelan. — Weber. — Laroze. — Uzac. — Le Thier.

Lyon. Pelletier.

Avignon. Borelli.

Genève. Peschier.

Madrid. Hyzern. — Rubiales.

Turin. Blangini.

Bordeaux. NN.

Kœnigsberg. Bacher.

Berlin. NN.

Dresde. Grünner.

Leipzig. Otto.

Dessau. Peters.

Brieg. Sauermann.

Hanôvre. NN.

Schœningen. Muller.

Brunswick. NN.

Kœnigsbruck. Huhbe.

Lobau. Satzmann.

Neuditendorf. Tran.

Pesth. Bregardt.

Rabb. Buchberg.

Zatmuck. Hauptmann.

Saint-Pétersbourg. Bachmann.

Moscou. NN.

Philadelphie. Teane.

QUATRIÈME PARTIE.

SOCIÉTÉS SCIENTIFIQUES ET ÉCRITS PÉRIODIQUES POUR L'HOMŒOPATHIE.

FRANCE.

Société gallicane. Se réunit tous les ans, le 15 septembre, dans une ville différente. Fondée en 1832.

Paris. — *Société de médecine homœopathique de Paris*. Fondée en 1833. Elle a changé son titre en celui de *Société hahnemannienne de Paris*, en 1845.

Société homœopathique de Paris. Fondée en 1844.

Lyon. *Société de médecine homœopathique de Lyon*. Fondée en 1834.

BELGIQUE.

Liége. *Société homœopathique de Liége*. Depuis 1835.

SUISSE.

Société homœopathique helvétique. Réunions trimestrielles dans une ville de la Suisse. Fondée en 1832.

Genève. *Société homœopathique lemanienne*. Fondée en 1832. Réunions trimestrielles.

SICILE.

Palerme. *Académie de médecine homœopathique*. Instituée par arrêté royal en 1843.

ESPAGNE.

Madrid. *Société hahnemannienne de Madrid*. Autorisée par ordonnance royale du 16 mars 1846.

Société de médecine homœopathique de Madrid. Fondée en 1846.

ALLEMAGNE.

Société centrale homœopathique. Assemblées annuelles le 10 août, alternativement dans une des villes principales de l'Allemagne. Fondée en 1829, en commémoration du jubilé demi-séculaire du doctorat de Hahnemann.

PRUSSE.

Kœnigsberg. *Société pour la propagation et les progrès de la médecine homœopathique dans la province de Prusse.* Elle est composée indifféremment de laïques et de médecins qui veulent s'intéresser aux progrès de l'homœopathie pure.

SAXE.

Leipsick. *Société homœopathique libre.* Séances mensuelles. Fondée en 1836.

Concordia. Société homœopathique avec des séances trimestrielles. Fondée en 1840.

Lusace. *Société homœopathique (de la).* Séances trimestrielles dans une des villes de la circonscription. Fondée en 1835.

La Silésie, le Duché de Baden, le nord de l'Allemagne et Berlin ont des sociétés semblables.

AUTRICHE.

Vienne. *Académie homœopathique autrichienne.* Réunions mensuelles. Fondée en 1846. Autorisée par le gouvernement.

PESTH. *Société homœopathique hongroise.* Réunion mensuelle. Fondée en 1847.

ANGLETERRE.

LONDRES. *Société homœopathique de la Grande-Bretagne.* Réunions mensuelles. Fondée en 1845.

DUBLIN. *Société homœopathique irlandaise.* Fondée en 1845.

ÉTATS-UNIS.

ALENTOWN SUR LECCA. *Académie Nord-Américaine.* Fondée en 1836 par une loi de l'État.

NEW-YORCK. *Société homœopathique (de).* Fondée en 1832. Séances mensuelles.

PHILADELPHIE, NORTHAMPTON et BOSTON ont des sociétés semblables.

BRESIL.

RIO-JANEIRO. *Institut homœopathique.* Fondé le 10 décembre 1843, dans lequel on professe les cours de médecine et on délivre les diplômes de capacité aux candidats, et on s'occupe activement de la propagation de l'homœopathie dans le Brésil.

ÉCRITS PÉRIODIQUES.

ARCHIF FÜR, etc. Archives pour la médecine homœopathique, par une société de médecins. — Leipsick, in-8, 1821, par cahiers libres. Le 65e cahier vient de paraître en 1847.

ANTIHOMŒOPATHISCHE, etc. Archives antihomœopathiques, par le docteur Simon jeune, Hambourg, in-8, 1839. (Il n'est paru que trois cahiers.)

ZEITUNG, etc. Gazette de la médecine homœopathique pour les médecins et les laïques, par le docteur Schweickert. Dresde, in-8, 1829; demi-feuille hebdomadaire, 8 vol. Il a cessé de paraître lorsque la doctrine de HAHNEMANN a été suffisamment répandue en Allemagne.

ANNALEN, etc. Annales de la clinique homœopathique, collection d'observations et expériences relatives à la médecine homœopathique, par les docteurs Hartlaud et Trinks. Leipsick, in-8, 1830-5, 4 vol.

ZOOSIASIS, etc. Zoosiasis, ou traitement des animaux d'après les lois de la nature; par Lüx, docteur en philosophie, etc. Leipsick, in-8, 1833, par cahiers libres. 1 vol.

JOURNAL FUR, etc. Journal pour la matière médicale homœopathique, publié par des médecins homœopathes. Leipsick, 1834. Il n'est paru qu'un cahier.

HERACLIDES UBER, etc. Héraclide, sur les causes des maladies et les médicaments d'après leurs effets purs, par le docteur Helbig. In-8, Leipsick, 1832. Il n'est paru que deux cahiers.

DIE ALLOOPATHIE, etc. L'allopathie, par les docteurs Helbig et Trinks, in-folio, Dresde, 1835. Il n'est paru que peu de feuilles.

HYGEA, etc. Hygie, journal pour la médecine rationnelle spécifique, publié par les docteurs Krammer, Werber, Arnold et Griesslich. In-8, Carlsrhue, 1834. Un cahier tous les mois, le 21e volume paraît.

Wolksblatt, etc. Feuille populaire de la médecine homœopathique, à l'usage des gens du monde; par le docteur Warhold. Leipsick, 1836.

Practische, etc. Mémoires pratiques sur l'homœopathies par les membres de la société silésienne, publiés par le docteur Thoren., In-8, Leipsick, 1834, 8 volumes. Ce journal vient de se réunir aux Archives.

Algemeine, etc. — Gazette générale homœopathique, publiée par les docteurs G. W. Gross, J. Hartemann et J. Rummel, in-4. Leipsick, 1832. Par feuilles hebdomadaires; le 33e volume paraît.

Jahrbücher, etc. — Annuaire de l'hôpital clinique homœopathique d'instruction de Leipsick, publié par les médecins inspecteurs, in-8. Leipsick, 1833, 42 vol.

Jahrbucher, etc. — Annuaires de l'homœopathie, publiés par les docteurs Wehsemeyer et Kurtz. Berlin, 1837, par cahiers libres, 3 vol.

Osterreichische, etc. — Journal autrichien pour l'homœopathie, par les docteurs Heischmann, Hampe, Watzke et Warmd, in-8. Vienne, 1845, par cahiers mensuels.

Denckschriften, etc. — Mémoires de l'académie Nord-Américaine de médecine homœopathique. Allentown, 1836.

The American, etc. — Journal homœopathique américain, par les docteurs Gray et Hull, in-8. New-York, 1835, continué sous les titres d'Examinateur de New-York, de Moniteur américain, et d'Examinateur homœopathique.

Correspondent blatt, etc. Feuille de correspondance

des médecins homœopathes, publiée par l'Académie de médecine homœopathique à Allentown-sur-Lahr, 1837.

British, etc. Journal Britannique de la médecine homœopathique, par les docteurs Black et Russel, in-8. Edimbourg, 1843, par cahiers trimestriels.

Annal, etc. Annales des dispensaires homœopathiques de Londres, par le docteur Curie. Londres, 1840.

Annales homœopathicos, etc. Annales homœopathiques, par le docteur Rino. Badajoz, 1840.

A Sciência, etc. La Science, Revue systématique des connaissances humaines, rédigée par les professeurs de l'école homœopathique de Rio-Janeiro, juillet 1847, grand in-8.

Bulletin Oficial, etc. Bulletin officiel de la Société Hahnemannienne de Madrid, 1845. Par cahiers mensuels, le vingtième paraît.

La Homœhopathia, etc. L'homœopathie, journal de la société de médecine homœopathique de Madrid. In-8, par cahiers mensuels.

Annali di Medicina, etc. Annales de Médecine homœopathique pour la Sicile, rédigées par A. de Blasi, ex-président de la commission centrale de Vaccine, médecin juré pour les morts subites, ex-secrétaire de l'académie des sciences médicales de Palerme, etc. In-8, Palerme, 1837-47, 10 vol. in-8.

Giornale, etc. Journal de la médecine homœopathique, publié par le docteur Placci. Padoue, 1840-47, 10 vol. in-8; le onzième paraît.

Anuario Torinese. Annuaire de Turin sur l'homœopathie. Turin, 1847, in-8.

Gazette homoeopathique de Bordeaux, publiée par une société de médecins. Bordeaux, 1847, in-8.

Bibliothèque homoeopathique, publiée à Genève, par le docteur Ch. Pescher, chez Cherbuliez, et à Paris, chez Baillière, 1833-43, 9 volumes in-8.

Archives de la Médecine homoeopathique, publiées par le docteur Jourdan, membre de l'Académie royale de Médecine. Paris, Baillière, 10 volumes, 1834-39.

Journal de la Médecine homoeopathique, par Curie et Simon, 1 volume grand in-8, 1835. Paris, Baillière.

L'Hahnemannien, journal de médecine homœopathique, publié par le docteur Molin. Paris, Baillière, 1840, 12 cahiers.

Annales de la Médecine homoeopathique, par les docteurs Croserio, Jahr et Léon Simon. Paris, Baillière, 1843, 10 cahiers in-8 de 5 feuilles.

L'Observateur homoeopathe de la Loire-Inférieure, publication destinée à répandre et mettre à la portée de tous la médecine nouvelle, par le docteur Pérussel. Nantes, 1844.

Bulletin de la Société homoeopathique de Paris, 1843, 1 cahier de 3 feuilles par mois.

L'Avenir médical, journal de l'homœopathie et du magnétisme. Paris, 1844-45.

Journal de la Médecine homoeopathique, publié par la Société hahnemannienne de Paris, novembre 1845, par cahiers mensuels de 5 feuilles. Baillière. Le 26e cahier paraît.

Hahnemannus seu de Homoeopathia nova medica sciencia, libri octo, Q. Guaniciali, societatis æconomiæ Theatinæ socii. Naples, Gutteirberg, et Baillière à Paris, 1841. Ce poëme épique a été traduit en vers libres italiens sur une nouvelle édition, augmentée par M. Rafaele Ortensio. Naples, librairie de Fibreno, 1844.

FIN.

Imprimerie de GUSTAVE GRATIOT, 11, rue de la Monnaie.

www.ingramcontent.com/pod-product-compliance
Ingram Content Group UK Ltd.
Pitfield, Milton Keynes, MK11 3LW, UK
UKHW022130260726
13993UKWH00003B/1337

9 782019 942120